Mosaik bei
GOLDMANN

Buch

Dass Hühnersuppe gegen Erkältung hilft, weiß jedes Kind. Doch Suppen können noch viel mehr! Sie helfen beim Abnehmen, bringen den Stoffwechsel auf Trab, wirken gegen Hautprobleme und Heißhungerattacken, stärken Kreislauf und Knochen und vieles mehr. Sie sind schnell zubereitet, machen satt und haben wenige Kalorien. Die Ernährungswissenschaftlerin Linda Lazarides erklärt Ihnen, wie sich die verschiedenen Suppenzutaten positiv auswirken und wie Sie sich gezielt gesund, schlank und jung löffeln. Die leckeren, vielfältigen Rezepte reichen von klassischen Eintöpfen bis hin zu exotischen Asia-Gerichten und sind ganz einfach nachzukochen.

Autorin

Linda Lazarides, Gründerin der Britischen Gesellschaft für Ernährungstherapie, hat über 15 Jahre Praxiserfahrung als Ernährungsberaterin. Sie hat immer wieder festgestellt, dass man mit der richtigen Ernährung oft mehr erreichen kann als mit Medikamenten. In ihren Büchern, Artikeln und zahlreichen Fernsehauftritten hat die Expertin ihr Wissen weitergegeben und damit vielen Menschen geholfen.

Linda Lazarides

Schlank und gesund mit der Suppen-Diät

Mit 60 Lieblingsrezepten

Aus dem Englischen
von Renate Weinberger

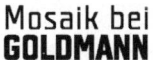
Mosaik bei
GOLDMANN

Alle Ratschläge und Hinweise in diesem Buch wurden von der Autorin und vom Verlag sorgfältig erwogen und geprüft. Eine Garantie kann dennoch nicht übernommen werden. Eine Haftung der Autorin beziehungsweise des Verlages für Personen-, Sach- und Vermögensschäden ist daher ausgeschlossen.

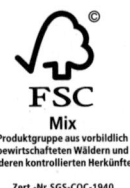

FSC

Mix
Produktgruppe aus vorbildlich
bewirtschafteten Wäldern und
anderen kontrollierten Herkünften

Zert.-Nr. SGS-COC-1940
www.fsc.org
© 1996 Forest Stewardship Council

Verlagsgruppe Random House FSC-DEU-0100
Das für dieses Buch verwendete FSC-zertifizierte Papier *Munken Print*
liefert Arctic Paper Munkedals AB, Schweden.

1. Auflage
Deutsche Erstausgabe Dezember 2007
© 2007 der deutschsprachigen Ausgabe
Wilhelm Goldmann Verlag, München,
in der Verlagsgruppe Random House GmbH
© 2005 der Originalausgabe by Linda Lazarides
Originaltitel: The big healthy soup diet
Originalverlag: Harper Thorsons
Umschlaggestaltung: Design Team München
Umschlagmotiv: Getty Images/Zaman
Redaktion: Diane Zilliges
Satz: Barbara Rabus
Druck und Bindung: GGP Media GmbH, Pößneck
LH · Herstellung: Han
Printed in Germany
ISBN 978-3-442-16921-4

www.mosaik-goldmann.de

Inhalt

TEIL I
Gewicht verlieren und gut aussehen

TEIL II
Der Start in Ihre Suppen-Diät

TEIL III
Suppen zum Gesundbleiben

TEIL IV
Löffel für Löffel Gesundheit und Vitalität

Mit Suppen den Hormonhaushalt im Gleichgewicht halten

TEIL V
Suppenrezepte – gesunde Nahrung genießen

Einführung: Gesundheit und Wohlgefühl aus dem Suppenteller

Möchten Sie Ihr Gewicht verringern? Ihre Gesundheit und Ihr Wohlbefinden steigern? Gut aussehen? Sich jung und vital fühlen? Ganz gleich, worauf es Ihnen ankommt, mit der *Suppen-Diät* liegen Sie genau richtig. Ich halte Suppen, nach bestimmten Kriterien selbst gekochte Suppen, für eine optimale Nahrung – ihre Zubereitung gelingt im Handumdrehen, sie machen satt, sind kalorienarm, nie langweilig, sie können dick, dünn, cremig oder bunt wie ein Eintopf sein. Gesunde Zutaten mit hochwirksamen Nährstoffen lassen sich leicht kombinieren und zu leckeren, nährenden Diät- oder Heilsuppen verarbeiten. Solche Suppen helfen nicht nur beim Abnehmen, sondern auch dabei, versteckte Wasseransammlungen aufzulösen, den Appetit im Zaum zu halten, den Stoffwechsel und den Fettabbau in Schwung zu bringen. Es mangelt nicht an Zutaten, die Ihrer Gesundheit einen kraftvollen Auftrieb geben, weil sie sich günstig auf Ihre Arterien, Knochen, Gelenke und Ihren Hormonhaushalt auswirken. Auch gegen hohen Bluthochdruck, hohen Cholesterinspiegel und die Ursachen von Arthritis können Sie die »Heilkraft aus dem Suppenteller« erfolgreich einsetzen. Noch mehr kann man wohl nicht von einem Gericht erwarten. Oder?

Aber steckt in Suppen tatsächlich so viel Kraft? Ja – wenn die richtigen Suppenrezepte zum Einsatz kommen. Der Schlüssel zur Wirksamkeit einer Suppe liegt in den Zutaten, und deren Kombination hängt wiederum vom angestrebten Ziel ab. Wie die für Sie optimale Mixtur gelingt, erfahren Sie in diesem Buch. Sie finden hier gewissermaßen alles unter einem Dach. Das bedeutet zum Beispiel: Wenn Sie abnehmen wollen, müssen Sie sich nicht entscheiden, ob Sie dem »Low-carb«-Ansatz folgen, also kohlenhydratarme Kost zu sich nehmen, ob Sie Entschlackungskost essen, auf den Glykämischen Index oder auf Wasser abführende Nahrungsmittel achten oder der Kohlsuppen-Diät frönen wollen. Mit der *Suppen-Diät* bekommen Sie alles aus einer Hand! Während meiner langjährigen Arbeit als Ernährungsberaterin habe ich festgestellt, dass mit Hilfe bestimmter Suppen die überflüssigen Pfunde schneller und leichter verschwinden als mit jeder anderen Methode. Bei vielen meiner Suppenrezepte sind die unglaublich vielfältigen Erkenntnisse fernöstlicher Heilkunst, darunter die der ayurvedischen Medizin, eingeflossen.

Packen Sie's an! In diesem Buch vermittle ich Ihnen, wie Sie mit einem Minimum an Anstrengung ein Maximum an Gewicht verlieren. Dabei bauen Sie nicht nur überflüssiges Körperfett, sondern auch versteckte Wasseransammlungen ab. Gerade die »Wasserpolster«, eine häufige Ursache für Übergewicht, bringen Sie mit einer der üblichen Diäten meist nicht zum Verschwinden.

Unter den Rezepten in diesem Buch finden Sie viele Eintöpfe, die wunderbar satt machen. Außerdem enthalten alle Suppen überwiegend Zutaten mit einem hohen Anteil an löslichen Ballaststoffen. Generell stellt sich durch die Wärme und die flüssige Konsistenz von Suppen das Sättigungsgefühl schnell ein. Alles zusammengenommen bedeutet das: eine geringe Kalorienmenge kombiniert mit einer langsamen Kohlenhydrataufnahme im Körper, die dem massiven Anstieg von appetitanregenden Hormonen in Ihrem Körper vorbeugt.

Die *Suppen-Diät* bietet Ihnen viel Spielraum: Wer gerade eine Diät macht, braucht sie nicht abzubrechen, denn viele der Suppenrezepte lassen sich problemlos in konventionelle Diäten, wie Low-Carb-Diäten oder Heilfasten, integrieren.

Ein guter Fang ist dieses Buch jedoch auch für alle, die mit ihrem Gewicht zufrieden sind, aber etwas wirklich Gutes für ihre Gesundheit tun möchten. Alle Suppen lassen sich ganz einfach in den alltäglichen Speiseplan einbauen. Eine große Portion Suppe kann den drei täglichen Portionen an frischem Gemüse entsprechen, die allgemein empfohlen werden, und dazu beitragen, Herz- und Krebserkrankungen vorzubeugen.

Alle Suppen, die ich in diesem Buch für Sie zusammengestellt habe, enthalten hochwirksame Nährstoffe, die Ihrem Körper helfen, sich zu regenerieren, Ihren Hormonhaushalt im Gleichgewicht zu halten und die Folgen von Stress zu lindern ... die Liste der hilfreichen Eigenschaften ist noch viel länger. Doch erleben Sie am besten selbst, was es mit dem Jungbrunnen und der Heilkraft aus dem Suppenteller auf sich hat.

Was dieses Buch Ihnen bietet

Die *Suppen-Diät* hilft Ihnen,

- Ihr persönliches Idealgewicht zu erreichen und zu halten,
- Krankheiten vorzubeugen,
- die Heilung von gesundheitlichen Problemen zu unterstützen,
- gesunde Nahrung zu genießen.

Gewicht verringern und gut aussehen In Teil I des Buches erfahren Sie, wie Suppen mit kraftvollen Inhaltsstoffen helfen, Ihr Gewicht zu verringern. Ich werde Sie nicht mit zu vielen medizinischen Details belästigen, aber eine gute Basis an Infos wird Sie beim Abnehmen unterstützen – Sie wissen dann klarer, was Sie tun und warum.

Der Start in Ihre Suppen-Diät Teil II bietet Ihnen jede Menge praktische Tipps. Allem voran zwei Powerprogramme, die Sie zu ersten begehrten Zielen geleiten. Das »Powerprogramm Nr. 1: 4-Tageskur zum Entgiften und Entschlacken« führt in Ihrem Körper gewissermaßen einen Hausputz durch, der auch die Wasseransammlungen aus ihren Verstecken holt. Dieser Reinigungsprozess versetzt Ihren Körper in einen gesünderen Zustand. »Powerprogramm Nr. 2: Die 10-Tage-Suppen-Diät« bringt überflüssige Pfunde zum Schmelzen. Dabei werden nicht nur Fettpölsterchen, sondern auch die Wasseransammlungen abgebaut, sodass Ihre Waage deutlich weniger Gewicht anzeigt (unter bestimmten Umständen können Sie bis zu 10 Pfund verlieren).

Suppen zum Gesundbleiben Teil III informiert Sie über Suppen, die Ihnen und Ihren Lieben helfen, ein hohes Alter zu erreichen, ohne andauernd in irgendeiner Arztpraxis herumsitzen zu müssen. Wahrscheinlich kennt jeder den Spruch »Man ist, was man isst« – da ist viel Wahres dran. Genauso weiß im Grunde genommen jeder, wie wichtig es ist, viel Gemüse zu essen – doch wie schwer fällt es vielen, diesen wirklich guten Rat in die Tat umzusetzen. Eine gesunde Alternative bieten Suppen, die es – mit den richtigen Zutaten gekocht – leichter machen, das Richtige zu verzehren. Die Chance, die darin liegt, erkennen Sie gewiss, wenn Sie in diesem dritten Teil des Buches lesen, welche Suppen dazu beitragen, Bluthochdruck, Gallensteinen, Gedächtnisstörungen und Brustkrebs vorzubeugen, und was die Elite der Wissenschaft dazu sagt.

Löffel für Löffel Gesundheit und Vitalität Im Fokus von Teil IV steht »Nahrung als Medizin«. Heute gibt es auf der ganzen Welt Tausende und Abertausende Ärzte, die aufgrund der hohen medizinischen Wirksamkeit von Nährstoffen die tägliche Nahrung als Therapie einsetzen, insbesondere bei der Behandlung oder Vorbeugung von Problemen mit dem Hormonhaushalt, dem Blutdruck, den Knochen und Gelenken sowie dem Nervensystem. Suppen mit den entsprechenden Zutaten können die Regenerierung vieler unserer Körpersysteme, wie Drüsen und Organe, unterstützen und damit Heilungsprozesse deutlich fördern. Was kann es Besseres geben als Medizin in Form von leckeren Suppen?

Suppenrezepte – gesunde Nahrung genießen Teil V widmet sich der praktischen Seite der Suppenwelt: den Rezepten. Hier können Sie aus dem Vollen schöpfen, von Vorspeisensuppen über Fruchtsuppen bis hin zu gehaltvollen Suppen als Hauptgericht finden Sie köstliche Rezepte, die Ihrer Figur und Ihrer Gesundheit neuen – dauerhaften – Schwung verleihen. In jeder dieser Suppen steckt die wundervolle Kraft, die gesunde Nährstoffe in sich bergen! Viele der Suppen sind im Handumdrehen gekocht, sodass selbst Menschen, die nicht gerne in der Küche stehen oder wenig Zeit dafür haben, nie wieder zu Suppen aus der Dose oder Tüte greifen müssen.

Gewicht verlieren und gut aussehen

Warum gerade Suppen?

Manche Diätprogramme sehen im Verzicht auf Kohlenhydrate den Schlüssel zum Erfolg. Daher meinen viele Menschen, mit Obst und Gemüse brächten sie die überflüssigen Pfunde am besten zum Purzeln. Äpfel, Blattsalate, Gurken und Tomaten sind zweifellos sehr kalorienarm. Nur etwa 100 Kalorien nehmen Sie zu sich, wenn Sie von dieser knackigen Kost einen großen Teller voll verzehren. Was liegt näher als die Schlussfolgerung: Wer nur 100 Kalorien zum Mittagessen verspeist, muss logischerweise kräftig abnehmen. Ist das aber wirklich so?

Vom Prinzip her purzeln die Pfunde auf diese Weise, doch in der Praxis ist das eher nicht der Fall. Kaum jemand hält es über längere Zeit durch, sich überwiegend oder gar ausschließlich von Rohkost zu ernähren. Nach mehreren Sündenfällen mit Schokolade oder anderem Lieblingsessen geben die meisten den Kampf gegen das Übergewicht auf – verzweifelt und voller Scham über ihre »schwache Willenskraft«.

Inzwischen hat sich weitgehend herumgesprochen, dass solche Diäten von Anfang an zum Scheitern verurteilt sind. Aus Rohkost lassen sich naturgemäß nur kalte Gerichte zubereiten. Und zu viel kalte Nahrung schlägt auf das Gemüt, ganz besonders bei kälteempfindlichen Menschen, die auf jeden kühlen Luftzug gleich mit Frösteln reagieren. Extreme Verzichte rufen bei sehr vielen Menschen depressive Stimmungen hervor und verstärken massiv den Wunsch nach Belohnungs- oder Trostessen, das – wie Schokolode – selbstverständlich jede Menge Kalorien enthält. Dabei handelt es sich um eine ganz natürliche Reaktion des Körpers, die mit mangelnder Willenskraft oder zwanghafter Gier überhaupt nichts zu tun hat. Der Körper lechzt verzweifelt nach Wärme und Energie und versucht mit aller Macht, die rasche Befriedigung seiner Bedürfnisse zu erzwingen.

Während die moderne Diätszene gerade erst beginnt, dieses Problem zu erkennen und in den Diätprogrammen zu berücksichtigen, trägt die traditionelle fernöstliche Heilkunde ihm schon seit Jahrtausenden Rechnung. Diese uralte Form der Heilkunde geht davon aus, dass zu viel rohe und kalte Nahrung eine Gewichts*zunahme* fördert, weil sie dem Körper beziehungsweise dem Stoffwechsel »Feuer« (Yang-Energie) entzieht. Die kalte Kost bringt also gerade das Gegenteil von dem, was man erwartet oder wünscht. Geeigneter halten die fernöstlichen Heilkundler eine warme Suppe, zum Beispiel mit Linsen zubereitet und maßvoll mit Knoblauch, Zwiebeln, Cayennepfeffer, Chili und Ingwer gewürzt. Derartige Gerichte treiben überflüssiges Wasser aus dem Körper, was sich insbesondere bei Menschen, die unter Wasseransammlungen (einer häufigen Ursache für Übergewicht) leiden, natürlich überaus günstig auswirkt. Unnötig und kontraproduktiv ist es allerdings, dem Körper mit einem Übermaß an diesen Gewürzen »einzuheizen«.

Die Wärme der Suppe bewirkt ein Sättigungsgefühl, wie es kaum ein Salat zustande bringt. Suppen zählen zwar eigentlich auch zu den Belohnungs- oder Trostessen, aber ihr Wassergehalt und die richtigen, gesunden Zutaten machen sie zu kalorienarmen Gerichten, die das Verlangen nach zusätzlichem »Trost« nicht aufkommen lassen. Man nimmt nicht viel mehr Kalorien zu sich als mit einem durchschnittlichen Salat, doch das Ergebnis sieht weitaus besser aus:

- Das Verlangen nach Süßem sowie stärke- und fetthaltiger Nahrung tritt wesentlich seltener auf.
- Die Chance, eine Diät durchzuhalten, steigt in hohem Maß.
- Die Gewichtsabnahme verläuft schneller und erfolgreicher.

Was Wissenschaftlern an Suppen »schmeckt«

Auch einige Wissenschaftler haben die besonderen Eigenschaften von Suppen erkannt. 1999 stellten Barbara J. Rolls und Elizabeth A. Bell (Pennsylvania State University, USA) fest, dass das Sättigungsgefühl nicht zwangsläufig von der Kalorienmenge abhängt. Wenn man es richtig anpackt, lässt sich der Sättigungseffekt jeder einzelnen Kalorie verstärken. Wie soll das funktionieren? Man fügt den Nahrungsmitteln heißes Wasser hinzu, um das Ganze in eine Suppe zu verwandeln. An einer Studie der beiden Wissenschaftlerinnen nahmen 24 junge Frauen teil. Als Basis diente eine Hühnerreispfanne. Eine Gruppe der Teilnehmerinnen verspeiste zum Mittagessen als Vorspeise eine 270-Kalorien-Portion des Gerichts pur, eine zweite trank ein Glas Wasser dazu. Und für die dritte Gruppe wurde die Wasserportion der Hühnerreispfanne hinzugefügt, sodass eine Hühnerreissuppe entstand. Die Forscherinnen kontrollierten dann, wie viele weitere Kalorien die Teilnehmerinnen anschließend verzehrten. Die Ergebnisse waren unglaublich: Die Gruppen eins und zwei konsumierten noch 300 weitere Kalorien. Den Frauen von Gruppe drei reichten nach der Suppe 200 Kalorien völlig aus, um sich satt zu fühlen. Das ist ein ganzes Drittel weniger! Und sie wurden weder früher hungrig, noch aßen sie eine größere Portion zum Abendessen! Das bedeutet: Wenn Wasser in das Essen integriert ist, tritt das Sättigungsgefühl schneller ein und hält über eine angemessene Zeit an.

Experten haben außerdem herausgefunden, dass Suppen mit »Bröckchen« (sichtbaren festen Zutaten) besser als »Appetitzügler« funktionieren als pürierte, cremige Varianten. Aus den hier aufgeführten Erkenntnissen lässt sich auch der Erfolg der Kohlsuppen-Diät erklären, wobei der Kohl zusätzliche Vorteile birgt, wie Sie im weiteren Verlauf dieses Buches noch erfahren werden – und Sie werden an den hier aufgeführten fünf neuen, köstlichen Kohlsuppenrezepten sicherlich Geschmack finden.

Die Diätforschung geht heutzutage in vielen Bereichen neue Wege. Welche erstaunlichen Resultate sie dabei im Einzelnen erzielt, erfahren Sie jeweils am Ende der einzelnen Kapitel unter der Überschrift »Mehr Wissen: Erkenntnisse über …«. Informationen über wissenschaftliche Studien zu lesen, ist zwar nicht jedermanns Sache, aber diese kurz gefassten Berichte lohnen sich wirklich.

Zutaten, die lange satt machen

Mit den richtigen Zutaten werden Suppen zum Hochgenuss und machen länger satt. Zudem helfen sie, Ihren Hormonspiegel im Gleichgewicht zu halten, was besonders wichtig ist, wenn sich

Ihr Körperfett abbauen soll. Drei Grundzutaten fördern die Gewichtsabnahme:

- Fette

- Proteine

- lösliche Ballaststoffe.

Fette – aber welche?

Klingt es nicht logisch und einfach, wenn Ihnen jemand sagt: »Fette aller Art sind kalorienreich, man muss sie nur weglassen, um abzunehmen«? Viele Menschen folgen diesem Rat und verzichten auf jegliches sichtbare Fett, seien es Butter, Margarine, Sahne, Bratfette oder Salatöl; außerdem schnippeln sie jedes Fitzelchen Fett vom Fleisch ab, ja sogar die Haut vom Hühnchen. In Maßen genossen, bringen diese Fettformen jedoch keine Probleme mit sich. Die wahren Übeltäter und »Fettzellensammler« bilden die versteckten Fette, die in Nahrungsmitteln enthalten sind, die wir mehr oder weniger häufig (und mitunter ziemlich gedankenlos) verzehren, wie zum Beispiel:

- Blätterteiggebäck
- Burger
- Eiscreme
- fettreiche Dips
- frittierte Nahrungsmittel
- Kartoffelchips und ähnliche Knabbereien

- Kekse oder Plätzchen
- Pasteten
- Sahnedesserts
- Sahnesaucen
- Sahnetorten
- Wurst

23

Gewicht verlieren und gut aussehen

Gewiss kennen Sie mehr als ein Kuchen- oder Plätzchenrezept, bei dem die Fett- und Zuckermenge den Mehlanteil übersteigt. In jedem Gebäckstück aus Blätterteig stecken gut und gern zwei Esslöffel pures Fett. Man sieht es ihm meist nicht an, doch pressen Sie mal ein paar Krümel auf ein Stück Papier, dann sehen Sie sehr schnell, welche Fettlachen zutage treten. Manche Burger-Sorten bestehen bis zu 70 Prozent aus unsichtbaren Fetten, denn das verwendete Fleisch darf als »mager« bezeichnet werden, selbst wenn es bis zu 30 Prozent Fett enthält. Wer diese Art Nahrung ständig konsumiert, muss sich wirklich nicht wundern, wenn er die überflüssigen Pfunde nicht oder nur mit größten Anstrengungen loswird. Ganz zu schweigen davon, was er damit seiner Haut antut – verstopfte, erweiterte Poren, Mitesser und fettige Haut sind programmiert. Ein Übermaß an gesättigten Fettsäuren beeinträchtigt außerdem den Blutkreislauf und infolgedessen die Zellen, die Kollagen produzieren. Wenn der Kollagenbildungsprozess nicht funktioniert, tauchen unweigerlich Fältchen und Falten auf! Das bedeutet: Sie sollten Ihre Kollagenzellen mit der richtigen Nahrung versorgen, um so lange wie möglich jung auszusehen.

Fettreiche Kost macht träge. Doch damit lässt sich kein Blumentopf gewinnen. Vitalität ist gefragt! Die Suppen-Diät erleichtert es Ihnen, einen großen Bogen um Junkfood zu schlagen. Zum Diätprogramm gehören gesunde Portionen hochwertiger Fette und Öle, wobei sogar Sahne auf der Zutatenliste steht. Kontrolliert verwendet, unterstützen solche Fette die Gewichtsabnahme. Sie verleihen Ihren Suppen nicht nur Substanz und Geschmack, sondern sättigen auch. Falls die Gier nach Junkfood

Sie überfällt, futtern Sie eine weitere Portion Suppe, und das Verlangen wird sich verringern. Ihr Körper lernt mit der Zeit, Junkfood nicht mehr als Bedürfnisobjekt zu empfinden.

Versuchen Sie bitte nicht, den Weg zur schlanken Linie abzukürzen, indem Sie die in den Rezepten angegebenen Fette weglassen. Sie nehmen nicht schneller ab, sondern entfernen Zutaten, die aus vielerlei Gründen nützlich und wichtig sind.

Fette verzögern die Verdauung und verleihen der Nährstoffaufnahme ein effizientes Tempo, womit sie helfen, Ihren Appetit zu zügeln. Oder anders gesagt: Nahrung, die etwas Fett enthält, braucht länger, um das Verdauungssystem zu durchlaufen, und hält somit länger vor. Vor allem aber verwertet Ihr Körper Stärke und Zucker, sprich: Kohlenhydrate, langsamer. Dies wiederum bewirkt, dass die körpereigene Insulinproduktion wesentlich langsamer erfolgt.

Das Dickermacher-Hormon

Das Hormon Insulin erfüllt im Körper mehrere Aufgaben. Beim Umwandeln von Kohlenhydraten in Energie spielt es die ausschlaggebende Rolle. Doch die Insulinmenge sollte sich in körperfreundlichen Grenzen halten. Wenn Sie zu viele Kohlenhydrate zu sich nehmen, steigt Ihr Insulinspiegel. Ein hoher beziehungsweise zu hoher Insulinspiegel bewirkt, dass

- Ihr Cholesterinspiegel steigt,

- sich der Abbau von Körperfett verlangsamt,

- sich die Umwandlung von Kohlenhydraten in Körperfett verstärkt,

- sich leichter Wasseransammlungen bilden, weil die Ausscheidung von überschüssigem Natrium behindert wird.

Sie können also leicht nachvollziehen, warum Fette in der Nahrung nicht fehlen dürfen. Damit bekommen Sie jedoch keineswegs einen Freibrief für eine Tafel Schokolade oder Ähnliches! Es geht hier ausschließlich um die Fette in Ihren Mahlzeiten (in unserem Fall die Suppen), die Sie zufriedenstellen und sättigen müssen, damit Sie nicht zwischen den Mahlzeiten nach Süßem oder kohlenhydratreichen Snacks gieren.

Gesunde Fette

Butter, Käse und Sahne (Rahm) enthalten Retinol und Vitamin D, die für Ihre Knochen, Ihre Schleimhäute und Ihr Immunsystem wichtig sind. Auf andere Weise an diese beiden Nährstoffe heranzukommen, ist schwierig. Olivenöl besitzt bekanntermaßen einen sehr hohen gesundheitlichen Nutzen. Es hilft zum Beispiel (genau wie Kokosnussöl), die schädlichen Pilze, die sich bei manchen Menschen im Darm eingenistet haben, zu bekämpfen. Natives Olivenöl extra (die offizielle Bezeichnung in der EU für das hochwertigste Olivenöl) enthält eine Menge Antioxidantien. Soja- und Nussöle liefern lebenswichtige mehrfach ungesättigte Fettsäuren. Wer auf gesunde Fette in der Nahrung verzichtet, beschwört Hautprobleme sowie Beeinträchtigungen seines Hormon- und Wasserhaushalts herauf.

Und nicht zuletzt: Sie müssen hochwertige Fette verwenden, die einfach oder mehrfach ungesättigte Fettsäuren sowie Retinol (die natürliche, reine Form von Vitamin A) und Vitamin D liefern. Um Zuckerhaltiges sollten Sie einen möglichst weiten Bogen machen, denn Zucker (in seinen verschiedenen Formen) treibt den Insulinspiegel in die Höhe, und zwar unabhängig davon, wie viele Fette Sie zu sich nehmen.

Ich hoffe, ich konnte Ihnen mit diesem kurzen Überblick vermitteln, dass es sich bei Fetten um weitaus mehr als um schnöde Kalorien handelt. Die richtigen Fette im geeigneten Maß genossen, halten Ihren Appetit in Schach und tragen dazu bei, einem übermäßigen Insulinanstieg vorzubeugen.

Proteine

Zu den bekanntesten Diäten zählt die Atkins-Diät, die Proteine (oft auch einfach Eiweiß genannt) als Mittel zur Gewichtsabnahme einsetzt. Bei dieser Diät stehen statt der Kohlenhydrate jede Menge Proteine, Fette sowie Obst und Gemüse mit geringem Stärkegehalt auf dem Speiseplan. Als diese Diätform vor vielen Jahren auftauchte, wusste man nicht so genau, wie sie funktioniert. Doch inzwischen haben Forschungen gezeigt, dass sich bei einer hohen Zufuhr von Proteinen und Fetten das Sättigungsgefühl schneller einstellt. Infolgedessen nimmt man unterm Strich kleinere Nahrungsportionen – und damit weniger Kalorien – zu sich. Die geringe Kohlenhydrataufnahme bewirkt außerdem einen niedrigen Insulinspiegel, wodurch die hauptsächliche hormonelle Ursache für eine Gewichtzunahme umgangen wird.

Proteine finden sich in Fleisch, Fisch und Eiern, aber auch

Butter, Käse und Sahne – gesund in Maßen, schädlich in Massen

Retinol, das reine Vitamin A, findet sich nur in Milchprodukten, Eiern, Leber sowie Lebertran (Fischleberöl, aus der Leber von Fischen wie Kabeljau, Schellfisch oder Heilbutt gewonnen). Manche Hersteller reichern Margarine künstlich mit Retinol an.

Früchte und Gemüse enthalten lediglich Vorstufen von Vitamin A: die Carotinoide, wobei Beta-Carotin am häufigsten vorkommt. Im Idealfall werden das Beta-Carotin oder andere Carotinoide im unteren Verdauungstrakt mit Hilfe von Gallensalzen und fettspaltenden Enzymen in Vitamin A umgewandelt. Um Ihrem Körper darüber das Minimum an Vitamin A zuzuführen, müssten Sie bergeweise Obst und Gemüse verputzen. Und damit der Umwandlungsprozess wirklich gut funktioniert, müssen alle körperlichen Voraussetzungen stimmen.

Doch häufig sind die Bedingungen nicht ideal. Im Körper von Menschen, die unter Diabetes oder Schilddrüsenunterfunktion leiden, funktioniert die Umwandlung der Carotinoide in Vitamin A nicht. Auch bei Kindern läuft dieser Prozess nicht optimal ab, und bei Babys setzt er überhaupt nicht ein (daher dürfen Säuglinge keine entfettete Milch bekommen, weil das dringend benötigte Retinol im Rahm sitzt). Extremer Alkoholkonsum, Drogen, übermäßige Einnahme von Eisenpräparaten, bestimmte Medikamente und eine hohe Zufuhr von mehrfach ungesättigten Fettsäuren können – ebenso wie der häufig vorkommende Zinkmangel – den Umwandlungsvorgang empfindlich stören.

Gallensalze bilden den Motor für die Umwandlung der Carotinoide in Vitamin A. Enthält die verspeiste Nahrung jedoch zu wenig Fett, werden diese Gallenstoffe nur in geringen Mengen freigesetzt.

Butter und Rahm liefern einerseits »fertiges« Vitamin A, anderseits regen sie die Gallensekretion an. Auch mehrfach ungesättigte Fettsäuren fördern die Freisetzung von Gallensalzen, können aber Carotinoide zerstören, sofern dem Körper nicht ausreichend antioxidative Vitamine zur Verfügung stehen.

Milch- und Sojaprodukte, Nüsse, Samen, Bohnenkerne, Kichererbsen und Linsen weisen einen hohen Proteingehalt auf. Wie Fette benötigen Proteine eine ganze Weile, bis sie unser Verdauungssystem durchlaufen haben. Die Folge: Sie fühlen sich länger satt. Proteine können jedoch – genau wie Kohlenhydrate – einen übermäßigen Insulinschub hervorrufen, wenn man sie nicht zusammen mit etwas Fett verzehrt.

Die Diätformen, die auf wenig Kohlenhydrate (»low carb«) und Massen an Proteinen setzen, bergen einige Gefahren in sich. Eine extrem hohe Proteinzufuhr dehydriert und übersäuert den Körper, was den Nieren schadet. Low-Carb-Diäten müssen jedoch nicht zwangsläufig mit großen Proteinmengen verbunden sein. Statt sich mit Zuckerhaltigem und anderen ähnlich »leeren« Kohlenhydraten vollzustopfen, sollten Sie Ihren Magen mit Flüssigkeit sowie Obst und Gemüse füllen. So beugen Sie einer gesundheitsschädlichen Dehydrierung vor, halten Ihren Säurehaushalt im ausgewogenen Rahmen und umgehen die Nachteile der proteinlastigen Low-Carb-Diäten.

Die Suppen, die Sie in diesem Buch kennenlernen, enthalten Proteine in ihrer gesündesten Form: Fisch, Geflügel, Milchprodukte, Linsen, Bohnenkerne, Tofu, dazu Nüsse und Samen, die nicht nur Proteine, sondern auch gesunde Fettsäuren liefern. Rotes Fleisch (Rind, Schwein, Kalb, Schaf, Lamm, Ziege) steht nur selten auf der Zutatenliste, weil die darin enthaltenen Fette mit der Zeit die Gesundheit beeinträchtigen. Laut WHO (Weltgesundheitsorganisation) verdoppelt sich bei Menschen, die mehr als zweimal in der Woche rotes Fleisch verzehren, das Risiko, an Krebs zu erkranken. Geben Sie dem wesentlich gesünderen weißen Fleisch (Geflügel) den Vorzug. Decken Sie Ihren Fettbedarf über Olivenöl, Nussöle sowie die schon genannten retinol- und Vitamin-D-reichen Fette aus Milch, Käse und Rahm.

Lösliche Ballaststoffe

Ballaststoffe absorbieren Flüssigkeit und vergrößern das Volumen des Darminhalts, wodurch Sie sich länger satt fühlen. In den 1970er-Jahren tauchte eine Diät auf, die auf extrem ballaststoffreicher Ernährung basierte. Das Diätrezept lautete: Verzehren Sie so viele Ballaststoffe wie nur möglich, weil sie den Kaloriengehalt der Mahlzeiten reduzieren und dennoch sättigen. Als Schlüssel zum Erfolg galt: jede Menge Kleie, von morgens bis abends. Das aber war keineswegs eine gute Diätidee. Denn Kleie in größeren Mengen bringt erhebliche Nachteile mit sich: Kleie enthält Phytinsäure, die verschiedene Mineralstoffe der Nahrung an sich bindet, sodass der Körper sie nicht mehr aufnehmen kann. Außerdem drohen Verstopfung und Blähungen.

Doch darf man das Kind nicht mit dem Bade ausschütten, weil sich Ballaststoffe gravierend unterscheiden, denn es gibt zwei große Gruppen: Bei der einen Gruppe, zu der Kleie gehört, handelt es sich um wasserunlösliche Ballaststoffe, während die andere die wasserlöslichen (kurz lösliche genannt) umfasst. Als Diäthilfe bevorzugt man heutzutage die löslichen Ballaststoffe, die beispielsweise in Samen, Linsen, Bohnenkernen, Algenextrakten, Obst und Gemüse enthalten sind. Wie bei Kleie sind die Ballaststoffe dieser Nahrungsmittel zwar unverdaulich, können aber von der Darmflora abgebaut werden. Dabei entstehen nützliche Fettsäuren, die den Säurehaushalt des Darms im Gleichgewicht halten und die Gesundheit der Darmwände fördern.

Einer der besten Ballaststoffe ist Pektin, das in Äpfeln, Kohl und den weißen Bestandteilen von Zitrusfrüchten vorkommt. Pektin bindet Wasser bis zum Hundertfachen seines Eigengewichts und sorgt damit für »Masse«, die Ihren Appetit zügelt. Besonders gut erfüllt Pektin diese Aufgabe, wenn es in warmen Gerichten steckt, also zum Beispiel in Kohlsuppen oder gekochten Fruchtsuppen.

Verschiedene Studien haben ergeben, dass eine hohe Pektinzufuhr hilft, den Cholesterinspiegel zu senken. Dies hängt mit den Gallensäuren zusammen, die in der Leber gebildet und in den Darm ausgeschüttet werden, um die Fettanteile der Nah-

Pektinreiche Nahrungsmittel

- Äpfel
- Aprikosen
- Backpflaumen
- Kohl

- Möhren
- Pfirsiche
- Pflaumen
- Zitrusfrüchte

rung zu verarbeiten. Pektin bindet die Gallensäuren im Darm, wodurch ihre Resorption verhindert wird, was im Endergebnis zu einer Cholesterinsenkung führt (die Leber muss neue Gallensalze bilden und verbraucht dabei Cholesterin). Pektin wirkt sich auch günstig auf den Gallenfluss aus, das bedeutet, dass die Gallenblase – der Zwischenspeicher für die Gallenflüssigkeit (die Galle) – regelmäßig »durchgespült« wird.

Die Kohlsuppen-Diät verdankt ihren Erfolg wahrscheinlich zum Teil dem Pektingehalt des Kohls. In diesem Buch finden Sie mehrere Kohlsuppenvarianten. Die Rezepte bringen Ihnen nicht nur eine interessante geschmackliche Abwechslung, sondern enthalten zum Teil auch Gewürze, die das Gewichtsminderungspotenzial dieses Gemüses verstärken.

Flohsamenschalen (die der Handel häufig unter ihrem englischen Namen »Psyllium Husks« anbietet) eignen sich ebenfalls, um Suppen »Masse« zu verleihen. Ein leckeres Beispiel dafür ist die »Chinesische Suppe süß-sauer« (Suppe Nr. 39, Seite 287). In der ayurvedischen Medizin gelten diese Samenschalen seit Jahrtausenden als hochwirksame Darmreiniger. Sie verfügen über einen hohen Anteil an Schleimstoffen, wie sie auch in Algen zu finden sind und den Hauptbestandteil moderner Geliermittel, zum Beispiel von Agar-Agar, bilden. Diese Schleimstoffe sind lösliche Ballaststoffe und in der Lage, im Darm Wasser aufzunehmen. So vergrößert sich der Darminhalt, was wiederum die Darmentleerung fördert und reguliert. Zahlreiche Mittel gegen Verdauungsbeschwerden wie Durchfall und Verstopfung basieren auf Flohsamen. Täglich einen Esslöffel Psyllium Husks in ein großes Glas Wasser eingerührt, reguliert den Stuhlgang, ohne körperliches Unbehagen oder gar Durchfall zu verursachen. (Beachten Sie die Gebrauchsanleitung der Flohsamenprodukte!) Als Zutat einer Suppe absorbiert und geliert dieser preiswerte Ballaststofflieferant einen Großteil der Flüssigkeit, sodass die Suppe als eine Art feste Nahrung in Ihren Magen gelangt, wodurch Sie sich noch einmal länger satt fühlen.

Noch mehr Powerfood zum Abnehmen

In der ayurvedischen sowie in der Traditionellen Chinesischen Medizin (TCM) spielt der Wasserhaushalt des Körpers eine große Rolle. Das Wasser (Feuchtigkeit) löscht das Feuer (den Stoffwechsel) des Körpers und fördert damit die Ablagerung von Fett. Bei Übergewicht kommen daher sowohl Nahrungsmittel zum Einsatz, die Wasser »aufsaugen«, als auch solche, die durch eine Stärkung der Yang-Energie das Feuer (also den Stoffwechsel) anheizen, um die Feuchtigkeit aus dem Körper zu treiben.

Adzukibohnen und Dicke Bohnen nehmen ausgezeichnet die

Yin und Yang

Yin und Yang stehen im Mittelpunkt der chinesischen Geistesgeschichte und damit auch der traditionellen Ernährungslehre. Yang repräsentiert das männliche, aktive Prinzip (wie zum Beispiel Feuer, Hitze, Schärfe, Bewegung, das Trockene), während Yin das Weibliche, Passive (beispielsweise das Weiche, Wasser, die Feuchte, die Kühle, Stillstand) definiert.

Gute Gesundheit bedeutet: Yin und Yang befinden sich im Gleichgewicht. Eine Störung dieser Balance geht mit mehr oder weniger ausgeprägten gesundheitlichen Beeinträchtigungen einher. Die richtige Nahrung hilft, das Gleichgewicht wiederherzustellen und die Begleiterscheinungen zu beheben.

Speichert der Körper übermäßig viel Wasser, führt dies zu Übergewicht, weil – so lehrt die chinesische Heilkunde – das Yin überwiegt, also zu wenig Yang vorhanden ist. Um dieses Ungleichgewicht aufzuheben, empfehlen sich Adzukibohnen (oft auch Azukibohnen), die vor dem Kochen hart und trocken sind, sowie Pfeffer und Knoblauch, die Hitze und Schärfe mit sich bringen.

Vergessen Sie niemals, dass es ums Gleichgewicht geht! Kommen Sie also bitte nicht auf Idee, Ihr Inneres mit Massen an Pfeffer zu »verbrennen«, um schneller abzunehmen. Das funktioniert nicht, sondern schadet Ihnen nur und verleidet Ihnen den würzigen Geschmack des Pfeffers!

Nahrungsmittel und Gewürze für den Wasserhaushalt

Gemäß der »Heilküche« der fernöstlichen Medizin tragen die nachfolgenden Nahrungsmittel und Gewürze dazu bei, dem Körper überschüssige Feuchtigkeit beziehungsweise Flüssigkeit zu entziehen.

- Adzukibohnen
- Basilikum
- Cayennepfeffer
- Dicke Bohnen
- Garnelen/Shrimps
- Ginseng
- Ingwer
- Kidneybohnen
- Koriander
- Leber
- Majoran
- Mungbohnen

- Muscheln
- Muskat
- Orangenschalen (getrocknet)
- Pfefferminze
- Porree
- Rettich
- Rosmarin
- Schnittlauch
- schwarzer Pfeffer
- Sojaöl
- Walnüsse
- Zimt

»Feuchte des Körpers« auf. Mungbohnen und Bohnensprossen eignen sich dafür ebenfalls gut, vor allem für übergewichtige Menschen mit viel »Hitze im Körper« – diese Personen spüren die innere Hitze intensiv und neigen zu Hautausschlägen.

Um das »feurige« Yang, von dem der Stoffwechsel abhängt,

zu steigern, empfiehlt sich der regelmäßige Verzehr von Kid-neybohnen, Leber (von Tieren aus biologischer Landwirtschaft), Garnelen und Muscheln.

Die chinesische Heilkunde bietet eine ganze Reihe von Mög-lichkeiten, das »Feuer« oder die »Hitze« des Körpers anzukur-beln. Auch in der ayurvedischen Medizin legt man großen Wert darauf, das »Feuer« anzuheizen, um die Verdauung in Schwung zu halten und ungesunde Ablagerungen aus dem Körpergewebe zu entfernen. In der westlichen Welt weiß man diese Vorgänge ebenfalls zu schätzen, wenn auch noch nicht so lange. Wer kennt nicht die wärmenden, mitunter schweißtreibenden Kräuter und Gewürze, nach deren Verzehr Sie im Körper deutlich ein Gefühl der Wärme verspüren? Pfeffer und Ingwer sind die bekanntes-ten Beispiele. Diese und ähnliche »feurige« Würzen regen den Blutkreislauf im Verdauungssystem an, sodass die Zellen der Darmwand leichter Nährstoffe aus dem Darminhalt aufnehmen können. Daraus ergeben sich nicht nur gesundheitliche Vorteile, sondern auch appetitzügelnde Effekte.

Wasseransammlungen – eine Ausrede für Übergewicht?

Die fernöstlichen Heilkundler widmeten den Wasseransamm-lungen im Körper als einer Ursache für Übergewicht schon we-sentlich länger und intensiver ihre Aufmerksamkeit als die west-liche Medizin. Fakt ist: Um eine Ausrede handelt es sich hierbei wirklich nicht. Nicht nur überschüssige Fettpölsterchen treiben

Mögliche Ursachen für Wassereinlagerungen

- Nahrungsmittelunverträglichkeit (Nahrungsmittelallergie),

- Proteinmangel (der häufig bei Menschen auftritt, die eine extrem kalorienarme Diät durchführen),

- Mangel an Vitamin B_6 und/oder Magnesium,

- zu geringer Verzehr von Obst und Gemüse,

- übermäßiger Salzkonsum,

- Anämie,

- manche Medikamente,

- Giftstoffe im Körper,

- Bewegungsmangel.

Diese Ursachen können zehn Pfund oder sogar mehr überschüssiges Körpergewicht auf die Waage bringen. Mit der richtigen Nahrung kann dieses Übermaß an Wasser innerhalb von einer Woche mit dem Urin ausgeschieden werden.

den Zeiger der Waage nach oben, sondern auch versteckte oder offensichtliche Wassereinlagerungen, wie sie nicht in einen gesunden, ausgewogenen Wasserhaushalt gehören.

Wie die Auflistung oben zeigt, finden sich dafür eine ganze Reihe von Ursachen in der Ernährungs- und Lebensweise. Erst die richtige Wahl der Nahrungsmittel bringt das Wasser im Körper auf natürliche Weise im wahrsten Sinn des Wortes in Fluss.

Die richtige Ernährung kann viel dazu beitragen, überschüssige Wassereinlagerungen im Körper abzubauen. In dem Rezeptüberblick, der das Kapitel mit den Suppenrezepten einleitet (siehe Seite 193ff.) sind die Suppen gekennzeichnet, die diesen Vorgang unterstützen. Wenn Sie herausfinden möchten, ob Ihre überschüssigen Pfunde von Wassereinlagerungen herrühren, können Sie zehn Tage lang diese Suppen verzehren – ohne etwas anderes zu essen. Vorausgesetzt, Sie leiden unter keiner Gesundheitsstörung, die mit dem Wasserhaushalt des Körpers zusammenhängt, dazu zählen Erkrankungen, die Herz, Leber und Nieren tangieren (im Zweifelsfall sollten Sie Ihren Arzt fragen). Fließt dann aufgrund dieser Suppenkur der Urin gewissermaßen in Strömen, und liegt Ihre Kleidung nicht mehr so eng am Körper, sollten Sie sich aktiv mit dem Thema Flüssigkeitsansammlungen beschäftigen. Dabei müssen Sie sich gut beraten und zudem etwas Zeit einplanen, denn Flüssigkeitseinlagerungen bekommt niemand von jetzt auf gleich mit einem einzigen Patentrezept in den Griff! Auch wenn einseitige Entwässerungsdiäten oder Entwässerungspillen (die erhebliche Nebenwirkungen haben können) dies versprechen. Falls Sie Zweifel daran haben, dass es sich nicht um harmlose (also nicht mit einer Krankheit verbundene) Wassereinlagerungen handelt, sollten Sie einen Arzt aufsuchen! Möglichst einen, der die Lösung nicht nur in entwässernden Medikamenten sieht, sondern sein Augenmerk auch auf die Ernährung legt.

Anhand der nachfolgenden Kriterien können Sie grob überprüfen, ob Wasseransammlungen für Sie überhaupt ein Thema sind. Falls zwei oder mehr der folgenden Punkte auf Sie zutreffen, kann es sein, dass Ihr Körper über das normale Maß hinaus Wasser speichert.

- Sie haben mit Hilfe herkömmlicher Methoden unter großen Mühen abgenommen und festgestellt, dass Sie nicht unter ein bestimmtes Körpergewicht kommen, ganz gleich, wie beharrlich Sie sich über Monate oder gar Jahre anstrengen.

- Wenn Sie mit der Kuppe Ihres Mittelfingers kurz und fest in das weiche Fleisch Ihres Daumens drücken, verschwindet die dadurch entstehende Delle nicht innerhalb von ein, zwei Sekunden wieder.

- Wenn Sie mit dem Finger neben den Schienbeinknochen (Richtung Beininnenseite) drücken, bleibt eine Delle.

- Ihre Beine, Füße oder Knöchel schwellen immer wieder an.

- Mit zunehmendem Alter nimmt Ihre Schuhgröße zu.

- Ihre Ringe passen zeitweise nicht mehr an Ihre Finger.

- Bei heißem Wetter fühlen Sie sich besonders »aufgequollen«.

- Ihr Bauch ist häufig fest und geschwollen.

- Bei Frauen: Ihre Brüste sind druckempfindlich.

- Bei Frauen: Einige Tage vor Eintreten der Menstruation erhöht sich Ihr Körpergewicht.

- Ihr Körpergewicht schwankt innerhalb von nur 24 Stunden um mehrere Pfunde.

Suchtmacher aus dem Einkaufskorb

Falls Sie eine beträchtliche Menge abnehmen möchten oder müssen, liegen Sie mit der Suppen-Diät, für die Ihnen dieses Buch die genauen Anleitungen bietet, genau richtig. Doch allein mit dem Verzehr der richtigen Speisen ist es nicht getan, auch die Rahmenbedingungen müssen stimmen. Deshalb sollten Sie sich mit den Hinweisen im Kapitel »Körperliche Bewegung, die Pfunde vertreibt« (siehe Seite 43ff.) genauso intensiv beschäftigen wie mit den Dickmachern aus dem Einkaufskorb, auf die manche Menschen regelrecht süchtig sind. Es fällt vielen Menschen unglaublich schwer, auf bestimmte Dinge von heute auf morgen zu verzichten, selbst wenn sie eine Diät machen, bei der sie sich niemals hungrig fühlen.

Wir reden hier von dem – in der Regel bis obenhin mit Zucker vollgeladenem – Trostessen, für das manche Menschen eine Form von Sucht entwickeln: die Sucht auf Süßes. Sie lässt sich genauso schwer überwinden wie Alkoholmissbrauch, Nikotinabhängigkeit oder Drogensucht. Die »Suchtnahrung« setzt im Körper chemische Prozesse in Gang (möglicherweise die Freisetzung von Endorphinen), die eine ganze Reihe höchst angenehmer Gefühle erzeugen, angefangen von Glücksgefühlen bis hin zum Trostempfinden. Das Suchtpotenzial basiert auf der unmittelbaren Verbindung zwischen diesen Gefühlen und dem Verzehr des »Futters für die Seele«. Lässt der angenehme Gefühlszustand nach, kann sich eine leichte Depression einstellen, was wiederum ein schier unbezähmbares Verlangen nach der Trostnahrung hervorruft. Es tauchen also mehr oder weniger stark ausgeprägte

Was Sie gegen Suchtmacher tun können

- Lassen Sie keine Mahlzeit aus. Bei zu großen Abständen zwischen den Mahlzeiten spüren Sie das Verlangen nach der »Nahrung mit Suchtpotenzial« wesentlich intensiver. Verspeisen Sie in den ersten beiden Wochen, in denen Sie noch mit den Zuckerentzugserscheinungen kämpfen, Extraportionen Ihrer Lieblingssuppen.

- Sorgen Sie auf jeden Fall dafür, dass sich kein Krümel Ihrer üblichen Trostnahrung, zum Beispiel Schokolade, in Ihrem Zuhause befindet – auch kein Vorrat für Ihre Kinder.

- Wenn Sie zum Beispiel bisher täglich einen Schokoriegel gefuttert haben, trinken Sie stattdessen eine Tasse Schokolade – selbst zubereitet. Anfangs werden Sie damit nicht zu 100 Prozent den gewohnten Wohlfühlfaktor erreichen, aber nach etwa zwei Wochen steigt der Wohlfühllevel auf 80 bis 90 Prozent. Wichtig ist, dass Sie nicht zu den fertigen Schokogetränken greifen, die massenweise Zucker enthalten. Bereiten Sie Ihr Schokoladengetränk aus purem Kakaopulver, etwas Rohrohrzucker und fettarmer Kuhmilch oder ungezuckerter Reismilch selbst zu. Ein Spritzer Vanilleessenz verfeinert die Mixtur. Sobald das Verlangen nach Schokolade auftaucht, begegnen Sie ihm mit diesem Schokodrink. Oder Sie essen ein bisschen Suppe.

● Falls Sie in der Vergangenheit Nahrung und Getränke mit hohem Zuckergehalt regelmäßig und in stattlichen Mengen verzehrt haben, sollten Sie ab sofort täglich ein hochwertiges Multivitamin-Mineralstoff-Präparat (das auch Chrom enthält) nehmen. Es hilft, die chemischen Prozesse Ihres Körpers ins Gleichgewicht zu bringen, wobei die Hormone die Chance bekommen, Ihren Blutzuckerspiegel in Schach zu halten. So fällt es Ihnen leichter, Ihre Gier nach dem »Futter für die Seele« zu zügeln und das Süße durch Gesünderes zu ersetzen.

Entzugserscheinungen auf, die jenen gleichen, die Raucher trotz bester Vorsätze immer wieder zur Zigarette greifen lassen.

Wie bereits gesagt, enthält diese »Nahrung mit Suchtgefahr« sehr viel Zucker – und der beeinflusst den Blutzuckerspiegel. Daher können depressive Stimmungen mit einem rapiden Absturz des Blutzuckerspiegels, der ein paar Stunden nach dem Verzehr stark zuckerhaltiger Nahrung erfolgt, zusammenhängen. Wer ständig etwas Süßes isst oder trinkt, kurbelt zwar immer wieder den Blutzuckerspiegel an, startet damit aber jedes Mal den Teufelskreis aufs Neue. Probleme mit dem Blutzuckerspiegel verschärfen sich durch Chrommangel. Ein guter Chromlieferant ist Vollkornnahrung, während zuckerhaltige Speisen und Getränke im Körper Chrom verbrauchen.

Körperliche Bewegung, die Pfunde vertreibt

Je konsequenter Sie ein intensives Körpertraining betreiben, umso schneller verwerten Ihre Zellen die zugeführten Kalorien. Ihr Körper verbrennt die Kalorien nicht nur während des Trainings, sondern Ihre Stoffwechselrate bleibt danach bis zu 15 Stunden auf einem hohen Niveau. Der beschleunigte Verbrennungsvorgang läuft also über einen längeren Zeitraum – und funktioniert sogar, während Sie schlafen.

Um eine Gewichtsabnahme zu unterstützen, muss das Körpertraining regelmäßig und intensiv erfolgen. Das bedeutet, dreimal in der Woche sollten Sie 20 Minuten Ihren Atem und Ihre Schweißporen auf Trab bringen. Dafür eignen sich: Circuittraining (eine Trainingsform, bei der abwechselnd verschiedene Muskelgruppen in Anspruch genommen werden), Nordic Walking, Joggen, Schwimmen und Aerobic. Hilfreich sind auch folgende Aktivitäten, deren Nutzen im Grunde genommen jeder kennt: Laufen Sie so viel und so schnell wie möglich. Fahren Sie, so oft Sie können, mit dem Fahrrad. Steigen Sie die Treppen hinauf, statt den Lift zu nehmen. Verrichten Sie geeignete Hausarbeiten in doppeltem Tempo. Gehen Sie tanzen, anstatt stundenlang in Kneipen und Restaurants herumzusitzen. Parken Sie Ihr Auto so, dass Sie noch ein paar Minuten bis zu Ihrem Ziel laufen müssen.

Die Experten wissen seit Jahren, dass mageres Körpergewebe, also die Muskeln, mit einer höheren Stoffwechselrate einhergeht. Doch sowohl bei Männer als auch Frauen beginnt im Alter zwischen 20 und 30 der Muskelabbau. Daher ist das Abnehmen ab dem mittleren Alter manchmal so schwierig. Nichts anderes als Körpertraining führt zum Muskelaufbau, und dabei spielt das Alter letztlich keine Rolle. Während einer Studie der Tufts University (einer renommierten privaten Universität in Massachusetts, USA) haben vier Frauen und acht Männer im Alter zwischen 56 und 80 dreimal wöchentlich an einem Krafttraining teilgenommen. Die Studie dauerte zwölf Wochen. Nach dieser Zeit hatte sich der Grundumsatz (die Energiemenge, die der Körper im Ruhezustand pro Tag benötigt) der Studienteilnehmer um erstaunliche acht Prozent erhöht. Sie mussten sogar 300 Kalorien zusätzlich verzehren, um ihr Körpergewicht zu halten. Die Muskelmasse nahm in dieser relativ kurzen Zeit zwar nicht zu, aber sie wurde fester, und die Zellen verstärkten ihre Stoffwechselaktivitäten.

Beim Krafttraining, zu dem nicht nur das altbekannte Gewichtheben, sondern auch Übungen wie Sit-ups zählen, werden die verschiedenen Muskelpartien über einen bestimmten Zeitraum angespannt. Ein richtig ausgeführtes Krafttraining stärkt die Muskulatur, fördert den Kreislauf und den Stoffwechsel. Neben der Tatsache, dass insbesondere stark Übergewichtige ein intensives Körpertraining vorher mit ihrem Arzt besprechen sollten, lohnt es sich, in ein wirklich gutes Fitnesscenter zu gehen. Dort stellen erfahrene Fitnesstrainer mit Ihnen gemeinsam ein Trainingsprogramm zusammen, das Ihrer Kondition entspricht und stufenweise ausgebaut wird.

Manche Frauen betrachten Krafttraining äußerst misstrauisch, weil sie sich nicht in einen Muskelprotz verwandeln wollen. Doch darum geht es gar nicht, zumal sich eine Bodybuilder-Figur ohnehin nicht so einfach erreichen lässt. Doch Sie verbessern Ihre Figur, wenn Sie Fett- und Muskelgewebe in ein günstiges Verhältnis bringen, weil Ihnen dann straffere, klarere Körperkonturen ein vitaleres, schöneres Aussehen verleihen. Sie fühlen sich leichter und voller Energie, denn bei einem ausgewogenen Muskulatur-Fett-Verhältnis trägt Ihr Körper Sie problemlos und beschwingter durchs Leben.

Das Krafttraining kombiniert man am besten mit körperlicher Bewegung, die das Herz-Kreislauf-System fördert. Beobachten Sie einmal, wie schnell Sie außer Atem geraten, dann können Sie erahnen, wie es um Ihre Herz-Kreislauf-Fitness bestellt ist. Geeignete Sportarten sind Radfahren, Schwimmen, Laufen, Aerobic und Rudern. Wenn Sie sich mehrmals in der Woche nur jeweils 20 Minuten irgendeiner dieser Bewegungsformen widmen, werden Sie staunen, wie schnell sich Ihre Fitness verbessert.

Falls es Ihnen schwerfällt, das Bewegungstraining allein konsequent durchzuziehen, versuchen Sie, einen motivierten Trainingspartner zu finden, der sich regelmäßig mit Ihnen trifft.

Frühstück – ja oder nein?

Manche Menschen verzichten auf das Frühstück, um abzunehmen. Das ist jedoch keine gute Idee, denn das Frühstück weckt den Stoffwechsel. Die Aktivitäten des Stoffwechsels hängen davon ab, wie schnell Ihr Körper Kalorien verbrennt. Fastet der Körper, wie dies während der nächtlichen Schlafenszeit ja der Fall ist, verlangsamt sich Ihre Stoffwechselrate. Das bedeutet,

Nahrungsergänzungsmittel, die das Abnehmen unterstützen

Hilfreich ist die Aminosäure Carnitin, die einen entscheidenden Einfluss auf die Fettverbrennungsrate ausübt. Der Körper kann Carnitin aus Lysin und Methionin mit Hilfe von Vitamin C und Eisen selbst produzieren. Doch wenn die körpereigene Menge an Carnitin nicht ausreicht, um den Fettverbrennungsprozess zu fördern, schadet es nicht, eine kleine Extraportion in Form eines Nahrungsergänzungsmittels einzunehmen.

Klinische Versuche haben ergeben, dass CLA (*conjugated linoleic acid,* konjugierte Linolsäure), eine Substanz, die sich in Milchfetten findet, dazu beiträgt, den Körperfettanteil zu reduzieren und die Mager-/Muskelmasse zu erhöhen.

Wie bei allen Nahrungsergänzungsmitteln gilt auch hier: Lesen Sie die Produktinformationen aufmerksam und halten Sie sich an die Gebrauchsanleitung!

dass sich Ihr Stoffwechsel auch nach dem Aufstehen im Schneckentempo bewegt, wenn Sie dem Kalorienverbrennungsmotor keinen Zunder geben, sprich: kein Frühstück zu sich nehmen. Ein so dahinschleichender Stoffwechsel aber fördert ganz gewiss nicht das Abnehmen.

Gehören Sie auch zu den Menschen, die sagen, dass sie sich im Lauf des Vormittags weniger hungrig fühlen, wenn sie das Frühstück auslassen? Das stimmt tatsächlich, weil sich einige Ihrer Hormone abrackern, um Ihren Blutzuckerspiegel in Schach zu halten und Ihren nach »Arbeit« schreienden Stoffwechsel zu drosseln. Wem nach dem Frühstück schon bald der Magen knurrt, hat mit einiger Wahrscheinlichkeit das Falsche verzehrt. Getreideflocken oder Toast bestehen hauptsächlich aus Kohlenhydraten – und die treiben den Blutzuckerspiegel ziemlich rasant in die Höhe. Je schneller der Blutzuckerspiegel steigt, umso rascher sinkt er wieder, und desto eher tritt der Hunger auf. Mit einem gehaltvolleren Frühstück, das mehr Proteine und etwas hochwertiges Fett enthält, fühlen Sie sich bis mittags satt und energiegeladen. Während der Suppen-Diät kann das Bedürfnis nach einer Zwischenmahlzeit auftreten. Das macht nichts, denn Sie können essen, sooft Sie wollen – solange es eine Suppe ist.

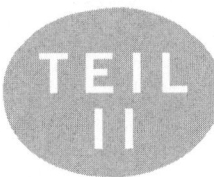

TEIL
II

Der Start in Ihre Suppen-Diät

Die Powerzutaten für die Suppen zum Abnehmen

Der nachfolgende Überblick listet die Zutaten für die Powersuppen zum Abnehmen auf und erklärt ihren Nutzen. Unter dem Stichwort »Powersuppe/Nummer« stehen die Nummern der Suppenrezepte, wie Sie sie im Kapitel »Suppenrezepte – gesunde Nahrung genießen« finden.

Powerzutaten	Nutzen	Powersuppe/ Nummer
Adzukibohnen	Gut für die Nieren, hilft beim Abbau von Wassereinlagerungen.	Vorgekocht eignen sie sich für alle möglichen Suppen, zum Beispiel für 22, 23, 24, 30, 43, 49
Algen/Seetang (Nori, Wakame, Arame, Laverbread, das ist ein Brotfladen aus Seetang und Haferflocken)	Enthalten reichlich Jod, das die Schilddrüse (die den Stoffwechsel reguliert) benötigt. Der hohe Gehalt an Quellstoffen hilft, Wasser zu binden und so »Masse« zu schaffen, die das Sättigungsgefühl begünstigt.	8, 21, 44
Äpfel	Ihr hoher Gehalt an Pektin hilft, Wasser zu binden und so »Masse« zu schaffen, die das Sättigungsgefühl begünstigt.	1, 5, 14, 25

Powerzutaten	Nutzen	Powersuppe/ Nummer
Avocado	Enthält wertvolle Fettsäuren und Vitamin B_6.	2, 15
Cayenne-pfeffer	Erzeugt »Wärme«, die hilft, den Stoffwechsel anzuregen und Wassereinlagerungen abzubauen.	11, 15, 17, 30, 37, 39, 45, 47, 49, 57, 59, 60, 61
Dicke Bohnen (auch Puff- oder Saubohnen genannt)	Helfen beim Abbau von Wassereinlagerungen.	7, 25
Flohsamen-schalen (Psyllium Husks)	Enthalten lösliche Ballaststoffe (Quellstoffe), die in hohem Maß Wasser binden, was den Darminhalt vergrößert und das Sättigungsgefühl begünstigt.	39
Früchte, dunkelrote, blaue, purpurfarbene, wie Brombeeren, Heidelbeeren, Kirschen oder blaue Weintrauben	Ihr hoher Gehalt an Flavonoiden hilft, Wassereinlagerungen sowie Entzündungen vorzubeugen, die Wasseransammlungen begünstigen.	3, 4
Garnelen/ Shrimps	Unterstützen den Stoffwechsel und den Abbau von Wassereinlagerungen.	46, 60

Powerzutaten	Nutzen	Powersuppe/ Nummer
Gurken	Fördern den Urinfluss ohne die Nebenwirkungen, die Diuretika (Entwässerungsmittel) in sich bergen.	17
Ingwer	Wird traditionell als »wärmendes« Nahrungsmittel betrachtet, das hilft, den Stoffwechsel anzuregen und Wassereinlagerungen abzubauen.	6, 8, 11, 25, 38, 44, 48, 49, 53, 60
Knoblauch	Wird traditionell als »wärmendes« Nahrungsmittel betrachtet, das sich günstig auf den Blutdruck auswirkt und hilft, Wassereinlagerungen abzubauen und den Cholesterinspiegel zu senken.	8, 9, 11, 12, 14, 28, 39, 43, 45, 47, 49, 50, 51, 55, 56, 57, 60
Kohl	Hoher Gehalt an Pektin, das Wasser bindet und so »Masse« schafft, die sättigt.	8, 9, 10, 11, 12, 13, 44, 61
Leber	Enthält verschiedene wichtige Nährstoffe, darunter Vitamine des B-Komplexes sowie Chrom, das hilft, den Stoffwechsel anzuregen.	8
Leinöl (Leinsamenöl)	Ideal, um Suppen kurz vor dem Servieren mit den wichtigen ungesättigten und mehrfach ungesättigten Fettsäuren anzureichern. (Vorsicht: Mitkochen zerstört diese wertvollen Bestandteile!) Begünstigt das Sättigungsgefühl.	7, 25 (Sie können jeder Suppe einen Esslöffel voll hinzufügen.)

Powerzutaten	Nutzen	Powersuppe/ Nummer
Petersilie	Ihr hoher Cumaringehalt hilft beim Abbau der Proteinablagerungen, die Wassereinlagerungen im Körpergewebe begünstigen.	7, 20, 23, 27, 29, 38, 41, 43, 48, 52
Rettich	Enthält Raphanin, das hilft, die Funktionen der Schilddrüse (die den Stoffwechsel reguliert) zu harmonisieren.	25, 44, 60, 61
Sellerie	Sein hoher Cumaringehalt hilft beim Abbau der Proteinablagerungen, die Wassereinlagerungen im Körpergewebe begünstigen.	7, 23, 43, 55, 57
Sojaprodukte (Sojamilch, Tofu, Sojamehl, Sojasauce, Miso)	Helfen, den Cholesterinspiegel zu senken und die Östrogene (deren Übermaß Wassereinlagerungen begünstigt) im Gleichgewicht zu halten.	12, 33, 36, 39, 41, 44, 47, 51
Zitruszesten (feine Streifen der Schale von Zitrone oder Orange)	Reich an Flavonoiden, die helfen zu verhindern, dass überschüssiges Wasser von den Kapillaren ins Körpergewebe fließt. Tragen zum Abbau von Wasseransammlungen bei.	1, 16, 29, 45, 47, 57
Zwiebel	Wird traditionell als »wärmendes« Nahrungsmittel betrachtet, das hilft, Wassereinlagerungen abzubauen. Besitzt außerdem eine antivirale Wirkung (Schutz gegen Viren).	Die meisten Rezepte in diesem Buch enthalten Zwiebeln.

Powerprogramm Nr. 1:
4-Tageskur zum Entgiften

Die Suppen-Diät verbindet zwei Ziele: das Abnehmen und das Entgiften. Sie können sich auf die 4-Tageskur beschränken, wenn es Ihnen lediglich darum geht, Ihren Körper zu entgiften und Flüssigkeitseinlagerungen loszuwerden. Dieser »interne Hausputz« verbessert Ihre körperliche Gesundheit.

Bei der 10-Tage-Suppen-Diät (ab Seite 60) geht es voll und ganz ums Abnehmen, wobei die Diät mit dem viertägigen Entgiftungsprogramm startet. Die zehntägige Diät können Sie so lange wiederholen, bis Sie Ihr angestrebtes Körpergewicht erreicht haben. Sie können sich aber auch nach den ersten zehn Tagen einen eigenen Speiseplan zusammenstellen, weil alle Suppen, die Sie im Rezeptteil finden, beim Abnehmen helfen. Doch informieren Sie sich jetzt erst einmal über das Powerprogramm Nr. 1.

Die 4-Tageskur zum Entgiften ist so zusammengestellt, dass sie

- Ihr Verdauungssystem reinigt und für eine Regeneration vorbereitet,

- Ihren Blutzucker ins Gleichgewicht bringt,

- Ihre Nebenniere entlastet,

- in das Körpergewebe eingelagertes Wasser abbaut,

- hilft, die Auswirkungen, die ein übermäßiger Konsum von Alkohol, Tee und Kaffee auf Ihr Blut hat, zu beseitigen,

- hilft, die von übermäßigem Genuss von Fleisch, Fett und Zucker verursachte Übersäuerung zu beseitigen,

- dem Körper zusätzliche Antioxidantien zuführt, die ihm helfen, Giftstoffe zu verarbeiten und zu entsorgen,

- den Fettverbrennungsprozess in Schwung bringt.

Das Wichtigste beim Entgiften ist die Flüssigkeitszufuhr, sprich: Flüssigkeit in großen Mengen! Kalte Flüssigkeiten führen dem Körper Kälte zu, die er schlecht verträgt, außerdem drosseln sie bei manchen Menschen den Stoffwechsel erheblich. Dagegen liefern warme Flüssigkeiten und heiße Suppen all das, was den Reinigungsprozess im Körper unterstützt. Im Gegensatz zu vielen anderen Entgiftungsdiäten enthält diese 4-Tageskur auch Proteine in Form von Nüssen, Tofu, Hülsenfrüchten und Avocados. Infolgedessen lässt sie sich über einen längeren Zeitraum fortführen; man kann sie problemlos bis zu vier Mal wiederholen (maximal 16 Tage am Stück).

Ihr Speiseplan für die 4-Tageskur zum Entgiften

Tag 1

Frühstück: Apfelcremesuppe mit Kardamom, Mandeln und probiotischem Joghurt (Suppe Nr. 1)

Mittagessen: Zum Entwässern: Selleriesuppe mit Bohnen und Petersilie (Suppe Nr. 7)

Abendessen: Blumenkohlcremesuppe (Suppe Nr. 40)

Tag 2

Frühstück: Fruchtsuppe mit gebackenen Früchten, Cashewkernen und Zimt (Suppe Nr. 3)

Mittagessen: Zum Entwässern: Selleriesuppe mit Bohnen und Petersilie (Suppe Nr. 7)

Abendessen: Mexikanische Bohnensuppe mit Tofu (Suppe Nr. 47)

Tag 3

Frühstück: Fruchtsuppe mit Trockenfrüchten und Pekannüssen (Suppe Nr. 5)

Mittagessen: Zum Entwässern: Selleriesuppe mit Bohnen und Petersilie (Suppe Nr. 7)

Abendessen: Suppentopf mit Puy-Linsen und Spinat (Suppe Nr. 58)

Tag 4

Frühstück: Avocado-Bananen-Suppe mit Mandeln und Erdbeeren (Suppe Nr. 2)

Mittagessen: Zum Entwässern: Selleriesuppe mit Bohnen und Petersilie (Suppe Nr. 7)

Abendessen: Rosenkohl-Bohnen-Suppe (Suppe Nr. 35)

Tees für die 4-Tageskur zum Entgiften

Kochen Sie sich Tees aus folgenden Kräutern und Wurzeln, um den Entgiftungsprozess in Ihrem Körper zu unterstützen:

- **Kamille** fördert die Verdauung und verhilft Ihnen zu einem guten Schlaf.

- **Fenchel** fördert die Verdauung.

- **Pfefferminze** fördert den Gallenfluss und die Verdauung.

- **Ingwer** fördert die Vitalität von Frauen während der Wechseljahre und nach der Menopause (der letzten Regelblutung).

- **Salbei** fördert die Durchblutung und regt somit den Blutkreislauf an.

- **Löwenzahnwurzeln** helfen der Leber, Abfallstoffe zu verarbeiten und zu entsorgen.

Fruchtsäfte für die 4-Tageskur zum Entgiften

Eine im Entsafter frisch zubereitete Mixtur aus Möhren, Rettich, zarten Broccolistrünken und Sellerie bildet eine gute Ergänzung. Wenn Sie von dieser Mischung zweimal am Tag ein Weinglas voll trinken, unterstützen Sie die Regeneration Ihrer Leber und den Abbau ungesunder Wassereinlagerungen. Sie können etwas Zitronensaft hinzufügen; der nicht nur den Geschmack verfeinert, sondern auch Inhaltsstoffe enthält, die helfen, Gallensteine aufzulösen. Mit einer kleinen Hand voll Petersilie, die Sie mit in den Entsafter geben, lässt sich der gesundheitliche Nutzen noch verstärken. Am besten verdünnen Sie dieses Mixgetränk mit einem großen Glas Wasser und mischen einen gestrichenen Esslöffel Flohsamenschalen (Psyllium Husks) darunter.

Getränke dieser Art fördern die Reinigung Ihrer Gedärme, die Giftstoffe speichern, wenn Sie keinen regelmäßigen Stuhlgang haben.

Wichtig zu wissen

Falls Sie nach den vier Tagen das Gefühl haben, dass Ihr Körper noch nicht gründlich genug »durchgeputzt« ist, können Sie,

Wichtige Hinweise

Da Sie während der viertägigen Entgiftungsdiät keine andere als die angegebene Nahrung zu sich nehmen dürfen, sollten Sie beim Zubereiten die Suppenmenge jeweils so bemessen, dass die Suppe auch noch für Zwischenmahlzeiten reicht. Sie dürfen Ihren Magen aber auf keinen Fall überlasten! Er darf nicht so viel Nahrung bekommen, dass er Schwierigkeiten hat, sie zu verarbeiten, sonst funktioniert das Entgiftungsprogramm nicht reibungslos. Hören Sie bitte immer auf zu essen, sobald sich das Sättigungsgefühl einstellt.

Trinken Sie viel Wasser, mindestens zwei Liter pro Tag, um den Abtransport der herausgelösten Abfallstoffe zu sichern. Das Wasser darf nicht eiskalt sein und sollte auch keinerlei Geschmacksstoffe enthalten, weil sich sonst seine Kapazität, Gift- und Abfallstoffe aufzunehmen, verringert. *Zusätzlich* können Sie frische Fruchtsäfte oder Tees trinken.

wie bereits gesagt, das Entgiftungsprogramm einfach fortführen. Allerdings müssen Sie von Anfang an mit Nebenwirkungen rechnen, die jede Entgiftungstherapie mit sich bringt – da macht diese 4-Tageskur keine Ausnahme. In den ersten ein, zwei Tagen können Kopfschmerzen auftreten. Außerdem fühlen Sie sich vielleicht etwas müde – und ziemlich übel riechend. Doch diese Symptome lassen nach, je weiter der Reinigungsprozess in Ihrem Körper fortschreitet.

Powerprogramm Nr. 2:
Die 10-Tage-Suppen-Diät

Die 10-Tage-Suppen-Diät starten Sie mit der eben beschriebenen 4-Tages-Kur zum Entgiften, dann folgen weitere sechs Sup-
pen-Diät-Tage. Die 10-Tage-Suppen-Diät legt den Grundstein
für eine dauerhafte Gewichtsabnahme. Sie bringt Ihren Stoffwechsel in Schwung und fördert den Abbau von Wassereinlagerungen.

In den zehn Tagen können Sie bis zu einem Kilo Fettgewebe
verlieren, und falls Sie unter Wasseransammlungen leiden, kann
sich durch deren Abbau Ihr Gewicht um weitere Pfunde verringern. In manchen Fällen sind das bis zu sieben, acht Pfund.
(Zum Weitermachen und zum Gewichthalten bietet Ihnen dieses
Buch die nötigen Informationen.)

Ihr Speiseplan für die 10-Tage-Suppen-Diät

Tag 1 bis 4

4-Tageskur zum Entgiften (siehe Seite 55ff.)

Tag 5

Frühstück: Apfelcremesuppe mit Kardamom, Mandeln und probiotischem Joghurt (Suppe Nr. 1)

Mittagessen: Linsensuppe mit gerösteten Paprikaschoten und
Aprikosen (Suppe Nr. 34)

Abendessen: Würzige Kohlsuppe mit Kabeljau und Knoblauch
(Suppe Nr. 11)

Tag 6

Frühstück: Fruchtsuppe mit gebackenen Früchten, Cashewkernen und Zimt (Suppe Nr. 3)

Mittagessen: Mungbohnensuppe mit Knoblauch und Ingwer (Suppe Nr. 49)

Abendessen: Pikanter Kartoffelsuppentopf mit Lachs (Suppe Nr. 53)

Tag 7

Frühstück: Fruchtsuppe mit Trockenfrüchten und Pekannüssen (Suppe Nr. 5)

Mittagessen: Rote-Linsen-Suppe mit Kastanien (Suppe Nr. 52)

Abendessen: Würziger Suppeneintopf mit Möhren, Hühnchen und Mais (Suppe Nr. 37)

Tag 8

Frühstück: Avocado-Bananen-Suppe mit Mandeln und Erdbeeren (Suppe Nr. 2)

Mittagessen: Süßkartoffel-Erdnuss-Suppe (Suppe Nr. 59)

Abendessen: Thai-Suppe mit Shrimps und Nudeln (Suppe Nr. 60)

Tag 9

Frühstück: Apfelcremesuppe mit Kardamom, Mandeln und probiotischem Joghurt (Suppe Nr. 1)

Mittagessen: Italienische Tomaten-Zwiebelsuppe (Suppe Nr. 23)

Abendessen: Limabohnensuppe mit Meerbarbe à la Cajun (Suppe Nr. 36)

Tag 10

Frühstück: Fruchtsuppe mit gebackenen Früchten, Cashewkernen und Zimt (Suppe Nr. 3)

Mittagessen: Kartoffelsuppe mit Walnuss-Pesto und Tofu (Suppe Nr. 51)

Abendessen: Marokkanische Chorba – Kichererbsensuppe mit Hühnchen (Suppe Nr. 48)

Wichtige Hinweise

Verzehren Sie während der zehn Tage nur die angegebenen Suppen. Falls zwischen den Mahlzeiten der Hunger auftaucht, löffeln Sie einfach etwas Suppe. Wenn Sie berufstätig sind, sollten Sie die Snack-Portionen mit zur Arbeit nehmen. Für den sicheren Transport Ihrer warmen Suppenmahlzeiten leisten Thermosbehälter gute Dienste. Gibt es an Ihrem Arbeitsplatz eine Möglichkeit, Ihr Essen aufzuwärmen, füllen Sie Ihre Ration am besten in eine Frischhaltedose mit auslaufsicherem Verschluss.

Möchten Sie nach den ersten zehn Tagen noch weiter abnehmen, gestalten Sie Ihren Speiseplan mit den in diesem Buch aufgeführten Suppen. Achten Sie aber darauf, dass Sie täglich eine der Kohlsuppen (ab Seite 218) oder ein Gericht aus der Rubrik »Gehaltvolle Suppen als Hauptgericht« (ab Seite 271) verzehren, um einen Proteinmangel zu vermeiden. Zur Abwechslung können Sie auch die »Vorspeisensuppen« (ab Seite 240) mit Proteinen anreichern, indem Sie Tofu oder etwas gedünsteten Fisch beziehungsweise gekochtes Hühnerfleisch als Einlage hinzufügen.

Bei einigen Menschen fördern Kuhmilchprodukte die Wassereinlagerungen. In diesen Fällen bilden Sojamilch und Sojacreme die bessere Wahl. Gewinnen Sie den Eindruck, dass sich während der 10-Tage-Suppen-Diät auffällig viele Wasseransammlungen abbauen, sollten Sie Ihre bisherige Ernährung ganz besonders kritisch überdenken und unbedingt langfristige Verbesserungen vornehmen. Manche Nahrungsmittel, wie zum Beispiel stark salzhaltige Produkte oder auch eine generell ungesunde Ernährung, begünstigen beziehungsweise verstärken die Wassereinlagerungen im Gewebe. .

Suppen-Diät-Tipps

Wer eine Suppe als Vorspeise verzehrt, isst anschließend weniger. Das zeigt sowohl die Erfahrung als auch die Forschung. Wie Sie in dem nachfolgenden Kapitel »Mehr Wissen: Erkenntnisse über Suppen« lesen werden, reicht es nicht, vor oder zum Essen etwas zu trinken. Ganz offensichtlich unterscheidet der Körper zwischen separat zugeführter Flüssigkeit und der Flüssigkeit, die einen Bestandteil des Gerichts bildet.

Diesen »Suppeneffekt« können Sie fürs Abnehmen und Gewichthalten gut nutzen, vor allem wenn es Sie nervt, tagelang rund um die Uhr Suppe zu löffeln. Also: Essen Sie eine Suppe als Vorspeise, sind Sie schneller satt und nehmen insgesamt weniger zu sich. Oder legen Sie hin und wieder einen Suppentag ein. Der »Suppeneffekt« bildet eine wundervolle Stütze auf dem Weg zu Ihrem persönlichen Idealgewicht.

Das persönliche Idealgewicht halten

Ein bestimmtes Gewicht zu erreichen, ist nicht das größte Problem (sofern es sich in einem realistischen Rahmen bewegt). Unzählige Menschen halten ihre einmal gewählte Diät bestens durch, doch der größte Teil dieser tapferen Diätler steht kurz darauf vor dem eigentlichen Problem: der nur zu bekannten Gefahr des Jo-Jo-Effekts. Die Ursache dafür müssen wir in unserer Vergangenheit suchen, in der Zeit vor der erfolgreichen Gewichtsabnahme. Dabei geht es nicht nur um die viel zitierte »falsche Ernährung«, sondern vor allem um unsere individuellen Ess-Sünden. Jeder von uns kennt die Tage, Wochen, Monate, in denen wir durch Stress, Sorgen, Stimmungsschwankungen oder was auch immer im Essen Trost und Entspannung suchen – und diesem Essen mangelt es in der Regel an einigem, nur nicht an Kalorien. Man gönnt sich ja sonst nichts! Im Lauf der Zeit graben sich die Ess-Sünden so tief in uns ein, dass wir nicht mehr davon lassen können. Neben diesen »Sünden« spielen beim Essverhalten natürlich auch andere Faktoren eine wichtige Rolle, doch dazu kommen wir später noch.

Bei Licht betrachtet, fängt das Ringen um das Gewicht erst so richtig an, nachdem die überflüssigen Pfunde verschwunden sind. Wenn man nichts unternimmt, schleichen sich nach einer

Diät die alten Essgewohnheiten wieder ein, wobei die »sünd-haften« Muster am ehesten und vehementesten zurückkehren. Was tun? Nehmen Sie sich selbst an die Hand! Taucht das Verlangen nach einem »Trostfutter« auf, geben Sie ihm nach, denn bei einer radikalen Unterdrückung schlagen Sie unweigerlich irgendwann ganz fürchterlich zu. Gehen Sie sanft mit sich um, aber setzen Sie sich dennoch eiserne Grenzen. Das bedeutet: Legen Sie die Anzahl und den Umfang der »Sünden« pro Woche präzise fest (angemessen natürlich). Kaufen Sie die dazugehörigen Leckerbissen, aber nie auf Vorrat, sondern tigern Sie jedes Mal – genau nach »Sündenplan« – in einen Laden, um das Objekt Ihrer Begierde einzeln zu erwerben. Im Zeitalter der Großpackungen ist das gerade bei Süßigkeiten und Knabbereien allerdings einfacher gesagt als getan. Die Leckereien vor sich selbst zu verstecken, gelingt nämlich nicht. Sobald Sie sich aus irgendeinem Grund reif für einen Trost fühlen, holen Sie garantiert eine außerplanmäßige Ration aus dem »Versteck«. Bewerkstelligen Sie den Einzelerwerb der Ess-Sünde nicht, brauchen Sie Verbündete, zu Hause, in der Familie oder im Freundeskreis, die den Vorrat zuverlässig unter Verschluss nehmen (und Ihnen die planmäßige Ration kommentarlos aushändigen). Kaufen Sie Vorräte für Ihre Familie, bitten Sie alle Familienmitglieder, die verführerischen Dinge so gut zu verstecken oder wegzuschließen, dass Sie garantiert nicht außerplanmäßig drankommen.

Auch wenn Ihnen das Ganze schwierig erscheint, nehmen Sie es mit Humor und dem Bewusstsein, dass Ihnen und Ihrer Figur solch eine konsequente Planung auf Dauer weitaus mehr nützt, als wenn Sie sich – was sehr viele tun – in die Tasche lügen: »Ich sündige jetzt einmal zwischendurch und gleiche das wieder aus.« Glauben Sie mir, das funktioniert nicht! Der Ausgleich erfolgt nie. Erinnern Sie sich an das Kapitel »Suchtmacher aus dem Einkaufskorb« (siehe Seite 40)? Schauen Sie sich die Objekte Ihrer Nahrungsbegierde an. Stecken sie nicht voller Zucker? Zählen sie nicht zu den süchtig machenden Produkten? Was glauben Sie, wie unendlich viele Menschen ihr Übergewicht Lieblingsessen und »Trostpflästerchen« verdanken, die Suchtcharakter besitzen! Nicht wenige beobachten an sich selbst ein Suchtverhalten in Bezug auf das Essen. Und mit keiner wie auch immer gearteten Sucht ist zu spaßen! Sie bewegen sich auf Glatteis. Wem diese Zusammenhänge von Anfang an bewusst sind, der hat definitiv die besseren Chancen, seine neue wundervolle Figur zu halten.

Nutzen Sie den »Suppeneffekt«! Allein schon ein paar Löffel Suppe helfen Ihnen, fatalen Snacks zwischen den Mahlzeiten zu widerstehen.

Die Suppen-Diät tut Ihrer Haut gut

Wie schon erwähnt, setzt fettreiche Nahrung Ihrer Haut ganz schön zu. Die Poren verschließen sich, und es bilden sich Mitesser und fettige Hautstellen – vorzugsweise weithin sichtbar im Gesicht. Fett verlangsamt den Blutkreislauf. Infolgedessen werden die kollagenbildenden Zellen nicht ausreichend mit Sauerstoff und Vitaminen versorgt, was die Produktivität dieser Zellen beträchtlich reduziert. Je stärker die Kollagenproduktion erlahmt, desto eher zeigt die Haut vorzeitige Alterserscheinungen. Der Verzicht auf Nahrungsfette wäre aber genauso falsch wie der übermäßige Fettgenuss. Bei unserer Suppen-Diät kommen daher weder gesunde Fette noch die lebenswichtigen Nährstoffe, die Ihre Haut braucht, zu kurz.

Der übermäßige Genuss von Kaffee, Tee und Alkohol entzieht der Haut Feuchtigkeit, was sowohl ihre Funktion als auch ihr Aussehen beeinträchtigt. Suppen unterstützen die vitalisierende Flüssigkeitszufuhr!

Die ballaststoffreiche Suppen-Diät regt den Stuhlgang an. So verlassen Gift- und Abfallstoffe zügig den Körper, bevor sie über die Darmwände ins Blut gelangen könnten. Diese Stoffe überlasten die Nieren und rufen die typische blasse Gesichtsfarbe hervor, unter der Menschen mit lang anhaltender Verstopfung leiden.

Mehr Wissen: Erkenntnisse über Suppen

Studie der Purdue University, Lafayette, USA, 2005: An der Studie nahmen 18 Frauen und 13 Männer teil, die identische protein-, fett- oder kohlenhydratreiche Nahrungsmittel in fester und verflüssigter Form zu sich nahmen. Die einzelnen Speisen hatten stets den gleichen Kaloriengehalt. Beobachtet wurden das Hungergefühl, die Menge der verzehrten Nahrung sowie die Stimmung und die allgemeine psychische Verfassung der Teilnehmer. Beim Verzehr von Suppe hielt das Sättigungsgefühl länger an. An Tagen, an denen Suppe in Kombination mit fester Nahrung und Getränken gereicht wurde, verringerte sich die Gesamtkalorienzufuhr. Getränke übten den geringsten Einfluss auf das Hungergefühl aus. Abschließend schlussfolgerten die Forscher, dass Suppe hilft, den Appetit zu zügeln. (Quelle: Mattes, R.: *Physiol Behav.* 17; 83 (5) S. 739–747, Januar 2007)

Studie des St Luke's Hospital Center, New York, 2003: Die im Institut für Übergewichtsforschung dieser Klinik erfolgte Studie beschäftigte sich mit Cholecystokinin (CCK), einem Hormon, das beim Sättigungsgefühl eine große Rolle spielt. Nach einer Mahlzeit steigt der CCK-Spiegel, was zum Entstehen des Sättigungsgefühls beiträgt. Die Forscher testeten, ob eine Suppe den Anstieg des CCK-Spiegels stimuliert und so dazu beiträgt, das Sättigungsgefühl schneller hervorzurufen. Von acht gesunden, normalgewichtigen Frauen und Männern maß man den CCK-Spiegel vor und nach dem Verzehr von 300 Gramm Tomatensuppe, dann wiederum 30 Minuten nach dem Genuss von 300 Gramm Joghurt. Es erfolgte jeweils ein Abgleich zwischen Sättigungsgefühl und CCK-Spiegel. Nach dem Suppenkonsum erhöhte sich der CCK-Spiegel innerhalb von 30 Minuten bei allen Teilnehmern gravierend, wobei er bei den Frauen deutlich stärker angestiegen war als bei den Männern. Daraus schlossen die Forscher, dass sich Suppen für Frauen, die abnehmen wollen, besonders gut eignen. (Quelle: Nolan, L. J. et al.: *Nutrition.* 19 (6), S. 553–557, Juni 2003)

Studie der Pennsylvania State University, USA, 1999: Ausgehend von dem Forschungsergebnis, dass mit Flüssigkeit zubereitete Nahrung den Kalorienkonsum reduziert, stellten die Forscher sich die Frage: Wie wirkt sich Wasser auf das Hunger-/Sättigungsgefühl aus, wenn die Flüssigkeit getrennt von fester Nahrung zu sich genommen wird, und wie, wenn sie in die Speisen integriert ist? Drei Gruppen von jeweils acht Frauen verzehrten zum Mittagessen 17 Minuten vor dem Hauptgericht eine Vorspeise. Gruppe eins verspeiste eine Portion Hühnerreispfanne, ohne dazu etwas zu trinken; Gruppe zwei trank ein Glas Wasser während des Verzehrs der Hühnerreispfanne; Gruppe drei aß eine Hühnerreissuppe. Sowohl die Hühnerreispfanne als auch die Hühnerreissuppe enthielten die gleichen festen Zutaten in jeweils gleicher Menge, und die einzelnen Portionen hatten den gleichen Kaloriengehalt. Um das »feste« Gericht in eine Suppe zu verwandeln, wurde der Portion lediglich ein Glas kochendes Wasser hinzugefügt. Im Vergleich ergab sich: Die Suppe steigerte das Sättigungsgefühl und reduzierte den noch verbleibenden Hunger. Das bedeutet: Die Suppenesserinnen verzehrten anschließend (vom Hauptgericht) weniger Kalorien als die Frauen der Gruppen eins und zwei. Und sie kompensierten die geringere Kalorienzufuhr auch nicht durch eine erhöhte Kalorienaufnahme beim Abendessen! (Quelle: Rolls, B. J. et al.: *Am J Clin Nutr.* 70 (4), S. 448–455, Oktober 1999)

Studie der EPHE Paris, Frankreich: Während dieser Studie des Ernährungsmedizinischen Instituts der Universität verabreichten die Wissenschaftler zwölf schlanken und zehn übergewichtigen jungen Männern drei verschiedene Vorspeisen: Gemüse und Wasser, pürierte Gemüsesuppe sowie Gemüsesuppe mit festen Bestandteilen (klein geschnittenen Zutaten). Bei genau gleichen Zutaten unterschieden sich die Gerichte nur durch ihre

Konsistenz und das Verhältnis zwischen festen und flüssigen Bestandteilen. Beim Sättigungsgefühl und der Menge der weiteren Nahrungsaufnahme erbrachten alle drei Vorspeisen günstige Ergebnisse. Den deutlichsten Effekt zeigte jedoch die dritte Variante – die Suppe mit »Bröckchen« sättigte am besten, und die anschließend aufgenommene Nahrungsmenge war am geringsten. Daraus lässt sich schließen – so die Forscher –, dass sich Suppen mit festen Bestandteilen gut für ein Gewichtsabnahmeprogramm eignen. (Quelle: Himaya, A. et al.: *Appetite.* 30 (2), S. 199–210, April 1999)

Dies sind nur vier Beispiele von vielen Studien, die zeigen, dass Suppen über eine ausgezeichnete Sättigungswirkung verfügen und die direkt nachfolgende Kalorienaufnahme verringern.

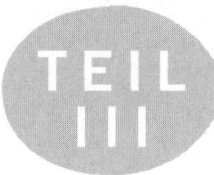

TEIL
III

Suppen zum Gesundbleiben

Warum Suppen der Gesundheit guttun

Jeder kennt den weisen Spruch: Man ist, was man isst. Und es gibt wohl kaum jemanden, der nicht weiß, welche wichtige Bedeutung der Verzehr von Gemüse besitzt. Doch gerade beim Gemüse handeln viele Menschen wider besseres Wissen. Die meisten erwachsenen »Gemüsegegner« finden das ganze Grünzeug schlichtweg zu fad, und unzählige Kinder freunden sich nur mühsam und mitunter auch gar nicht damit an. Aber kennen Sie jemanden, der Suppe nicht mag? Ich denke, die Mehrzahl der Menschen mag Suppen. Ergreifen Sie die Chance! Suppen unterstützen Sie dabei, dass Sie und Ihre Lieben gesund ein hohes Alter erreichen. Mit Köpfchen zubereitet, enthält eine einzige Portion Suppe all die hochwirksamen Inhaltsstoffe, die Ihren Körper schützen: Antioxidantien (darunter die Flavonoide), essenzielle Fettsäuren und Ballaststoffe.

Nur ein Beispiel: Eine Suppe aus Tomaten, Bohnen, Zwiebeln, Knoblauch, Petersilie und zerkleinertem tiefgrünem Kohlgemüse (Grünkohl, Wirsing, Rosenkohl) hilft:

- Herz- und Krebserkrankungen vorzubeugen (Tomaten, Petersilie, tiefgrünes Blattgemüse),
- den Cholesterinspiegel zu senken (Bohnen und Knoblauch),
- Viren zu bekämpfen (Zwiebeln).

Beim Zubereiten und Würzen können Sie sich auf einem weiten Feld austoben. Hier nur drei Beispiele:

- Wenn Sie einen säuerlichen Geschmack mögen, fügen Sie der Suppe etwas Zitronensaft hinzu.

- Bevorzugen Sie feurige Schärfe, würzen Sie mit Tabascosauce oder Cayennepfeffer.

- Lieben Sie »glatte« Suppen, pürieren Sie Ihre Suppenkreation und verleihen ihr mit einem Teelöffel Sahne oder geriebenem Parmesan ein schmackhaftes i-Tüpfelchen.

Kann so etwas Köstliches tatsächlich auch noch Krankheiten vorbeugen? Ja, kann es, wobei es neben dem Gemüse noch einen kraftvollen Mitstreiter gibt: das Obst. Die beiden Nahrungsmittelgruppen bilden das ideale Paar für Ihre Gesundheit! Falls Sie mir, was den Gesundheitswert von Obst und Gemüse betrifft, nicht glauben, informieren Sie sich einfach darüber, was renommierte Wissenschaftler dazu sagen. Unter »Mehr Wissen: Erkenntnisse über Nahrung und Gesundheit« am Ende dieses Kapitels (siehe Seite 89ff.) berichte ich über einige wissenschaftliche Studien, die den gesundheitlichen Nutzen von Obst und Gemüse beweisen. Die weltweit erfolgten Studien zu diesem Themenbereich lassen sich gar nicht mehr zählen. Doch alle kommen zum selben Schluss: Obst und Gemüse verringern das Risiko, an Arterienverschluss, Bluthochdruck, Herz- oder Krebsleiden zu erkranken. Die verzehrte Menge steht im direkten Verhältnis zur Wirksamkeit oder ganz einfach gesagt: Je mehr Obst und Gemüse Sie verspeisen, umso besser schützen Sie sich vor diesen folgenschweren Erkrankungen. Zum Glück sind die Zeiten vorbei, in denen Naturheilkundler oder Anhänger der alternativen Medizin den so bedeutsamen Zusammenhang zwischen Nahrung und Gesundheit wie einsame Rufer in der Wüste anmahnten. Heute ziehen fast alle – auch die Ärzte, Wissenschaftler und nicht zuletzt ein breites Feld von »Laien« – an einem Strang.

Nun stellt sich die Frage nach der Menge. Zahllose Menschen beteuern im Brustton der Überzeugung: »Ich esse Grünzeug, also muss bei mir doch alles okay sein.« Bohrt man dann nach, kommt heraus, dass die letzte Grünkost-Mahlzeit Wochen zurückliegt. Das reicht natürlich nicht aus, um einen gesundheitlichen Effekt zu erzielen. Wer nur in großen Abständen Obst und Gemüse verzehrt, katapultiert sich selbst in die Risikogruppe. Ernährungsexperten empfehlen, täglich 400 bis 600 Gramm Obst und Gemüse zu verzehren. Sie empfinden das als arg viel? Kein Problem. Wozu gibt es Suppen? Nichts ist leichter, als diese Menge an frischen Zutaten für die Suppenzubereitung einzusetzen. Schauen Sie sich nur mal die Rezepte in diesem Buch an, zum Beispiel: Apfelcremesuppe mit Kardamom, Mandeln und probiotischem Joghurt (Suppe Nr. 1), Ukrainischer Borschtsch (Suppe Nr. 13) oder Linsensuppe mit gerösteten Paprikaschoten und Aprikosen (Suppe Nr. 34). Sie werden in dem großen Rezeptteil bestimmt ein paar Lieblingssuppen entdecken, die Sie in Ihren täglichen Speiseplan integrieren können, unabhängig von irgendeiner Diät.

Wichtig: Nahrungsmittel können keine Wunder vollbringen! Wenn Sie rauchen, sich in keiner Weise sportlich betätigen, fett- oder zuckerhaltige Speisen und Getränke oder Alkohol im Übermaß zu sich nehmen, fällt es Ihrem Körper schwerer, die gesundheitsschützenden Eigenschaften der Nahrungsmittel zu

nutzen. Der einfachste Vergleich ist das Auto: Sie können den
Motor mit dem besten Öl der Welt schmieren, dennoch wird er
nicht einwandfrei funktionieren oder gar seinen Geist aufgeben,
wenn Sie den falschen Treibstoff in den Tank füllen.

Die Powerzutaten für die Suppen zum Gesundbleiben

Der nachfolgende Überblick listet die Zutaten für die Powersuppen zum Gesundbleiben auf und erklärt ihren Nutzen. Unter
dem Stichwort »Powersuppe/Nummer« stehen die Nummern
der Suppenrezepte, die Sie so auch im Kapitel »Suppenrezepte –
gesunde Nahrung genießen« finden.

Powerzutaten	Inhaltsstoffe/ Nutzen	Vorbeugung und/oder Hilfe bei Gesund- heitsproble- men wie ...	Powersuppe/ Nummer
Algen/Seetang (Nori, Wakame, Arame, Laver- bread, das ist ein Brotfladen aus Seetang und Haferflo- cken)	Reich an Jod, das wichtig für die Balance der weiblichen Hormone und der Schilddrü- senhormone ist.	Brustkrebs, Endometriose, Schilddrüsen- unterfunktion	8, 21, 44

Powerzutaten	Inhaltsstoffe/ Nutzen	Vorbeugung und/oder Hilfe bei Gesundheitsproblemen wie ...	Powersuppe/ Nummer
Äpfel	Reich an Pektin, das zum Beispiel hilft, Rückstände von giftigen Metallen aus dem Darminhalt zu entfernen.	Nierenbeschwerden durch giftige Stoffe	1, 5, 14, 25
Blattgemüse	Reich an Kalzium, Magnesium und Antioxidantien.	Herzerkrankungen, Krebs, Osteoporose, Nervosität	7, 8, 9, 10, 11, 12, 13, 19, 23, 32, 44, 58, 60, 61
Bockshornkleesamen	Gut für das ganze Verdauungssystem.	Verdauungsbeschwerden	30, 52
Bohnen und andere Hülsenfrüchte	Reich an Ballaststoffen, Vitaminen des B-Komplexes und Zink; hilft, dass die während derselben Mahlzeit zugeführte Stärke langsamer in den Blutstrom resorbiert wird.	Herzerkrankungen, Probleme mit dem Blutzuckerspiegel	7, 9, 25, 30, 34, 35, 40, 43, 45, 47, 49, 52, 58

Powerzutaten	Inhaltsstoffe/ Nutzen	Vorbeugung und/oder Hilfe bei Gesundheitsproblemen wie ...	Powersuppe/ Nummer
Cayennepfeffer	Regt den Kreislauf an; fördert den Mikrokreislauf im Gehirn sowie in den Augen und Ohren.	Kreislaufbeschwerden	11, 15, 17, 30, 37, 39, 45, 47, 49, 57, 59, 60, 61
Fisch und Meeresfrüchte	Reich an Proteinen, Zink und Jod; ölhaltige Fische liefern zudem mehrfach ungesättigte Fettsäuren.	Herzerkrankungen, Krebs	11, 36, 46, 53, 54, 55, 57, 60
Früchte, dunkelrote, blaue und purpurfarbene, zum Beispiel Brombeeren, Heidelbeeren, blaue Weintrauben usw.	Reich an Antioxidantien, die unter anderem entzündungshemmend wirken; fördern die Durchblutung der Kapillaren, vor allem im Gehirn sowie in den Augen und Ohren.	Arthritis, Asthma, Wasseransammlungen, Augen- und Ohrenleiden, Gedächtnisschwund	3, 4

Powerzutaten	Inhaltsstoffe/ Nutzen	Vorbeugung und/oder Hilfe bei Gesundheitsproblemen wie ...	Powersuppe/ Nummer
Gurken	Gut für die Harnwege.	Cystitis (Entzündung der Harnblase)	17
Hülsenfrüchte	siehe Bohnen		
Ingwer	Regt den Kreislauf an; wirkt sich besonders günstig auf das Verdauungssystem aus.	Kreislaufbeschwerden, schlechte Verdauung	6, 8, 11, 25, 38, 44, 48, 49, 53, 60
Joghurt	Probiotischer Joghurt enthält darmfreundliche Bakterienkulturen.	Verdauungsbeschwerden; hilft bei regelmäßigem Verzehr, Darmkrebs vorzubeugen.	1, 2, 4, 5, 6, 34
Knoblauch	Roh verzehrt, hemmt er die Vermehrung von Bakterien und Pilzen, insbesondere im Darm und Atemsystem.	Bronchitis und andere Erkältungskrankheiten, Erkrankungen durch Parasiten (zum Beispiel Ruhr), Würmer, Pilzinfektionen, Lebensmittelvergiftung	8, 9, 11, 12, 14, 28, 39, 43, 45, 47, 49, 50, 51, 55, 56, 57, 60

Powerzutaten	*Inhaltsstoffe/ Nutzen*	*Vorbeugung und/oder Hilfe bei Gesund- heitsproble- men wie ...*	*Powersuppe/ Nummer*
Kohlsorten (Blumenkohl, Brokkoli, Kohl, Rosenkohl), ebenso Brun- nenkresse	Enthalten Indo- le, die der Leber helfen, chemische Stoffe und Ab- fallprodukte von Hormonen abzu- bauen.	Brustkrebs, Eierstock- zysten, Endo- metriose	8, 9, 10, 11, 12, 13, 32, 33, 35, 40, 44, 61
Kokosöl, kalt gepresst	Gute Quelle für Laurinsäure, die Herpesviren bekämpft; erhöht nicht den Choles- terinspiegel.	chronische Virusinfekti- onen	6, 46, 61
Koriander, frischer	Beschleunigt das Ausscheiden von metallischen Giften (Quecksilber, Blei).	Nierenbe- schwerden durch giftige Stoffe	47, 49, 59, 60, 61
Kürbiskerne	Reich an Zink und mehrfach ungesät- tigten Fettsäuren; enthalten Stoffe, die sich günstig auf eine vergrö- ßerte Prostata auswirken.	Vergrößerte Prostata	26

Powerzutaten	Inhaltsstoffe/ Nutzen	Vorbeugung und/oder Hilfe bei Gesundheitsproblemen wie ...	Powersuppe/ Nummer
Kurkuma	Enthält das wirksame Antioxidans Curcumin.	Arthritis, Leberbeschwerden, Krebs	8, 30, 45, 48
Minze	Ist Balsam für das Verdauungssystem und regt den Gallenfluss an.	Flatulenz (Blähungen), Gallensteine	48
Möhren	Reich an Beta-Karotin (Vorstufe von Vitamin A), das antioxidativ wirkt.	Herzerkrankungen, Krebs, Augenleiden	8, 13, 24, 27, 42
Naturreis (ungeschälter, bräunlicher Reis)	Reich an Vitaminen des B-Komplexes.	Nervosität	8, 11, 23, 24, 29, 37, 50
Nüsse, Samen	Reich an Magnesium, Zink, Arginin (Aminosäure) und mehrfach ungesättigten Fettsäuren.	Kreislaufbeschwerden, Bluthochdruck, Nervosität	1, 2, 3, 5, 7, 14, 49, 51

81

Powerzutaten	Inhaltsstoffe/ Nutzen	Vorbeugung und/oder Hilfe bei Gesundheitsproblemen wie ...	Powersuppe/ Nummer
Olivenöl	Reich an Squalen (Antioxidans).	Herzerkrankungen	Die meisten Rezepte in diesem Buch enthalten Olivenöl.
Petersilie	Reich an Vanadium und Coumarin.	Diabetes, Wasseransammlungen	7, 20, 23, 27, 29, 38, 41, 43, 48, 52
Preiselbeeren	Helfen zu verhindern, dass sich Bakterien an den Blasenschleimhäuten festsetzen.	Cystitis (Entzündung der Harnblase)	Kann allen Fruchtsuppen hinzugefügt werden.
Rettich	Reich an Stoffen, die einer Erkältung entgegenwirken; enthält Raphanin, das die Thyroxinproduktion der Schilddrüse reguliert.	Erkältung, Gallensteine, Schilddrüsenunter- und -überfunktion	25, 44, 60, 61
Sellerie	Reich an Coumarin.	Arthritis, Wasseransammlungen	7, 23, 43, 55, 57

Powerzutaten	Inhaltsstoffe/ Nutzen	Vorbeugung und/oder Hilfe bei Gesundheitsproblemen wie ...	Powersuppe/ Nummer
Sojaprodukte (Sojamilch, -joghurt, -mehl, -sauce, Tofu, Miso)	Helfen, den Östrogenspiegel im Gleichgewicht zu halten; enthalten Stoffe, die Prostatakrebs entgegenwirken; senken den Cholesterinspiegel.	Brustkrebs, Endometriose, Prostatakrebs, Herzerkrankungen	12, 33, 36, 39, 41, 44, 47, 51
Tomaten	Reich an Lycopin	Brustkrebs, Prostatakrebs	8, 15, 17, 23, 26, 28, 43, 47, 57
Zitrusfruchtschalen (Zesten von Orange, Zitrone, Limette usw.)	Reich an Flavonoiden.	Kreislaufbeschwerden, Wasseransammlungen, Krampfadern	1, 16, 29, 45, 47, 57
Zwiebel	Regt den Gallenfluss an; besitzt antivirale Wirkung; senkt den Cholesterinspiegel; natürliches Antihistamin.	Chronische Virusinfektionen, hoher Cholesterinspiegel, Gallensteine	Die meisten Rezepte in diesem Buch enthalten Zwiebeln.

Ungünstige Nahrungsmittel – hier ist weniger mehr

Erschrecken Sie jetzt nicht über die nachfolgende Liste, die nicht nur ziemlich lang ist, sondern auch vieles enthält, was fast jeder gerne isst und mag. Die gute Nachricht: Kein gesunder Mensch muss auf all das verzichten – er bleibt dennoch gesund. Manche Menschen bekommen ein schlechtes Gewissen, wenn sie für ihre Kinder Butter kaufen oder selbst welche essen. Diese Reaktion ist verständlich, doch sollte man nicht das Kind mit dem Bade ausschütten. Die Devise lautet: Kontrolliert und rationiert! Kein radikaler Verzicht!

Ich selbst esse gelegentlich von den aufgelisteten Nahrungsmitteln, binde sie aber nicht als Standard in meinen täglichen Speiseplan ein. Der beste Weg, den Konsum der Nahrungsmittel, die dem Körper nicht so guttun, in Grenzen zu halten, führt über eine grundlegend gesunde Ernährung. Je häufiger gesunde Nahrung auf Ihren Tisch kommt, desto weniger entsteht das Verlangen nach der falschen Kost. Falls Sie besonders heftig mit

Müssen wir täglich etwas Süßes essen?
Es stimmt nicht, dass der Körper nur die Kohlenhydrate, die wir essen, in Zucker umwandeln kann. Bei Bedarf ist er auch in der Lage, aus Proteinen und Teilen der Fettmoleküle Zucker abzuspalten. Das bedeutet: Um genügend Energie zu bekommen, brauchen wir weder Zucker noch zuckerhaltige Nahrung zu verzehren.

dem Heißhunger nach Süßigkeiten, Chips, Kuchen, Keksen oder Pommes und anderem Frittierten zu kämpfen haben, versuchen Sie, Ihre Gelüste auszutricksen: Essen Sie zunächst eine hausgemachte Suppe. Die nimmt der Heißhungerattacke den Wind aus den Segeln! So fällt die Portion der Nahrungsmittel, von denen wenig mehr bringt, wesentlich geringer aus. Im Idealfall geht sie gegen null, doch wie gesagt, der Konsum dieser Produkte muss nicht auf Gedeih und Verderb vermieden werden.

Nahrungsmittel, die sich negativ auf die Gesundheit auswirken können

- **Alkohol:** Belastet die Leber. Entzieht dem Körper übermäßig Flüssigkeit. Fördert manche Krebsformen.

- **Eier:** In Maßen gegessen, zählen Eier zu den gesunden Nahrungsmitteln. Da sie aber schwer verdaulich sind, reagieren Menschen mit schlechter Verdauung mitunter allergisch darauf, was sich in Form von Migräne und Arthritis zeigen kann.

- **Fette:** Von Bedeutung sind hier zum einen die gehärteten oder anderweitig stark bearbeiteten Fette, die sich in Margarine, Kuchen, Keksen und anderem Gebäck sowie in vielen Fertiggerichten verstecken. Sie erhöhen den Cholesterinspiegel, begünstigen die verstopfenden Ablagerungen in den Arterien und behindern den Körper, die wichtigen ungesättigten Fettsäuren zu nutzen. Zum anderen geht es um die tierischen Fette, die bei übermäßigem Genuss ebenfalls zu einem hohen Cholesterinspiegel führen.

- **Frittiertes:** Nicht alles, was frittiert ist, weist einen hohen Fettgehalt auf. Das Fett an sich ist hier auch nicht das gravierende Problem, sondern die Art der Zubereitung. Durch die hohen Temperaturen beim Frittieren erfolgen in einem rasanten Tempo chemische Veränderungen wie zum Beispiel die Peroxidation, die schädliche Substanzen freisetzt. Zwischen dem hohen Konsum von Frittiertem und einem erhöhten Risiko für einige Krebsformen besteht ein direkter Zusammenhang. Wie Studien zeigen, können Fettsäure-Peroxide auch so genannte tumorfördernde Gene aktivieren. Das höchste Risiko für Darmkrebs sehen Forscher im regelmäßigen Verzehr von frittiertem und/oder gegrilltem Fleisch, das extrem gebräunt oder gar verkohlt ist.

- **Gluten:** Dieser auch Klebereiweiß genannte Stoff (in hohem Maß zum Beispiel in Weizen enthalten) ist schwer verdaulich. Bei einer hohen Glutenzufuhr bilden sich im Körpergewebe Glutenspeicher, die einen Nährboden für chronische Entzündungen und Störungen im Immunsystem ergeben. Nahrungsmittel mit einem hohen Glutengehalt wie Pasta, Brot und Gebäck sollten daher nicht, wie bei uns oft üblich, mehrmals täglich auf den Tisch kommen, sondern besser nur ein paar Mal pro Woche.

- **Kaffee und Tee:** Die Wirkung dieser koffeinhaltigen Getränke ist derzeit heftig umstritten. Dem Kaffee wurde lange Zeit eine gravierend entwässernde Wirkung zugeschrieben, die den Verlust von Magnesium und anderen Mineralstoffen sowie das Risiko für Arthritis fördert und die Leber beziehungsweise die Nieren belastet (diese Risiken bestehen immer, wenn dem Körper übermäßig viel Wasser entzogen wird). Inzwischen heißt es auch hier: Ein Tässchen in Ehren braucht sich (fast) niemand zu verwehren. Dass Kaffee oder Tee Nervosität, Schlaflosigkeit und Angstzustände hervorrufen kann, belegen Studien, und viele Menschen wissen es aus eigener Erfahrung.

- **Lebensmittelzusätze:** Joghurts, Softdrinks, Süßwaren und Fertiggerichten fügen die Hersteller häufig künstliche Lebensmittelzusätze in stattlichen Mengen hinzu (abzulesen in der Zutatenliste). Hinzu kommen Zuckerersatzstoffe, die zum Beispiel in vielen fertigen Tees und Kaffees enthalten sind. Einige dieser Süßungsmittel rufen Kopfschmerzen und Schwindelgefühl hervor. Bei Kindern können künstliche Farbstoffe zu Verhaltensauffälligkeiten führen. Manche Konservierungsmittel werden mit Asthma in Verbindung gebracht. Was sich hinter den einzelnen Lebensmittelzusätzen verbirgt, lässt sich nachlesen (zum Beispiel in der E-Nummern-Liste). Doch inwieweit die diversen Kombinationen aus verschiedenen Lebensmittelzusätzen die Gesundheit beeinträchtigen, ist weitgehend unbekannt und noch nicht erforscht.

- **Milcheiweiß (Kuhmilch):** Ist schwer verdaulich und kann für viele chronische Gesundheitsprobleme, inklusive Migräne, verantwortlich sein. Die Beschwerden bessern sich beziehungsweise verschwinden, wenn man Kuhmilchprodukte weglässt. Ob eine Milcheiweißunverträglichkeit vorliegt, muss ein Arzt abklären.

- **Softdrinks:** Dazu zählt eine riesige Palette an Getränken, die von diversen Colasorten über Fruchtsaftgetränke bis hin zu Limonaden aller Art reicht. Der größte Teil dieser Getränke enthält in erheblichen Mengen künstliche Farb- und Geschmacksstoffe, Zucker oder andere Süßungsmittel. In einem Colagetränk kann durchaus eine Zuckermenge stecken, die zehn Stück Würfelzucker entspricht. Manche Menschen fühlen sich nach dem Genuss solcher Flüssigkeiten überhaupt nicht »beflügelt«, sondern den ganzen Tag über schachmatt gesetzt. Ähnlich verhält es sich mit den Varianten, die statt Zucker künstliche Süßstoffe enthalten. Solche als Diät- oder Light-Produkte deklarierten Getränke können zu Kopfschmerzen, Schwindelgefühl und Benommenheit führen, in extremen Fällen beeinträchtigen sie das Hörvermögen und die Konzentrationsfähigkeit. Der hohe Phosphorgehalt vieler Softdrinks fördert den folgenschweren Kalziumabbau in unseren Knochen.

- **Speisesalz:** Hauptbestandteil von Speisesalz ist Natriumchlorid. Ein hoher Salzkonsum begünstigt Wasseransammlungen, Bluthochdruck und Gewichtszunahme (als Folge der Wassereinlagerungen), Osteoporose und Asthma. Das Hauptproblem ist das versteckte Salz in Nahrungsmitteln wie Wurst, Schinken, Käse, geräucherter Fisch, in Dosen, Gläser oder im Tetrapak konservierte Lebensmittel, Kartoffelchips und ähnliche Knabbereien, Sojasauce und andere Würzsaucen sowie Fertiggerichte in jeder Form. Selbst in alkoholfreien Getränken steckt oftmals jede Menge Salz. Einer der am häufigsten verwendeten Lebensmittelzusätze ist der Geschmacksverstärker Natriumglutamat (E621).

- **Zucker:** Nimmt der Körper Zucker auf (dazu zählen auch Honig und Sirup), steigt der Insulinspiegel schnell in bedrohliche Höhen. Wie wissenschaftliche Studien zeigen, beeinträchtigt ein hoher Insulinspiegel den Blutfettspiegel und fördert die Ablagerung von Cholesterin an den Arterienwänden. Die Blutblättchen neigen zum Verkleben, sodass Blutgerinnsel entstehen können, was insbesondere mit zunehmendem Alter das Herzinfarktrisiko beträchtlich erhöht. Ein hoher Insulinspiegel begünstigt außerdem die Zunahme des Körpergewichts, weil der Körper mehr Natrium speichert (was die Bildung von Wasseransammlungen fördert) und sich Körperfett leichter ablagert (vor allem um die Körpermitte). Es kann zu einer Insulinresistenz kommen, die dem Diabetes (der »Zuckerkrankheit«) Tor und Tür öffnet. Den größten Teil unseres Zuckerkonsums »verdanken« wir vor allem dem versteckten Zucker in Nahrungsmitteln wie Kuchen, Keksen und anderem Gebäck, nicht zu vergessen die Schokolade samt der ganzen Palette an Süßigkeiten und süßen Desserts.

Mehr Wissen: Erkenntnisse über Nahrung und Gesundheit

Fachbeitrag (auszugsweise), Harvard Medical School (Institut für Präventivmedizin), Boston, Massachusetts, USA, 2003: Herzerkrankungen stehen weltweit an der Spitze der häufigsten Krankheiten und Todesursachen. In Ländern mit einem hohen Konsum von Obst und Gemüse liegt das Risiko, an Herzkrankheiten, Bluthochdruck und Diabetes zu erkranken, niedriger. Wie aktuelle große Studien zeigen, verringert sich die Herzinfarktrate, je mehr Obst und Gemüse verzehrt wird. Die Inhaltsstoffe von Obst und Gemüse, darunter Ballaststoffe, Kalium und Folsäure, helfen, das Infarktrisiko zu senken. Dabei spielen auch der niedrige Glykämische Index und der im Schnitt geringe Kaloriengehalt dieser Nahrungsmittel eine bedeutende Rolle. Die Wissenschaftler meinen, dass die derzeitigen Bemühungen um Veränderungen der ungesunden Essgewohnheiten großer Teile der westlichen Gesellschaft bei weitem nicht ausreichen. (Quelle: Bazzano, L.A., Serdula M. K., Liu, S.: *Curr Atheroscler Rep.* 5 (6), S. 492–499, November 2003)

Fachbeitrag (auszugsweise), UCLA (Zentrum für Ernährungsforschung), Los Angeles, USA, 2004: Der tägliche Verzehr von 400 bis 600 Gramm Obst und Gemüse senkt das Risiko für viele häufig auftretende Krebsformen, Herzerkrankungen und chronische Alterskrankheiten. Rote pflanzliche Kost, zum Beispiel Tomaten, enthält Lycopin, das sich günstig auf die Prostata auswirkt. Grüne pflanzliche Nahrungsmittel, zum Beispiel Brokkoli, Rosenkohl und Grünkohl, enthalten Glucosinolate (schwefelhaltige Moleküle, die Pflanzen aus Aminosäuren bilden), die als Krebsschutz gelten. Knoblauch und andere Zwiebelgewächse verfügen über einen hohen Gehalt an Alliin (das in Allicin umgewandelt wird), das dem Wachstum von Krebszellen entgegenwirkt. Verschiedene Substanzen in Grünem Tee und Sojabohnen weisen einen hohen gesundheitsfördernden Nutzen auf. Experten empfehlen, aus jeder der sieben Farbgruppen der pflanzlichen

Nahrungsmittel täglich eine Portion zu verzehren. (Quelle: Heber, D.: *Postgrad Med.* 50 (2), S. 145–149, April bis Juni 2003; deutschsprachige Informationen zu den Farbgruppen in: Heber, David: *Die Farben-Diät.* Goldmann Verlag, München, 2003)

Fachbeitrag (auszugsweise), All India Institute of Medical Sciences (Kardiologisches Zentrum), Neu-Delhi, Indien, 2004: Welche Bedeutung Ernährung und Nährstoffe für die Entstehung beziehungsweise Vorbeugung von Herzerkrankungen (darunter Herzinfarkt) besitzt, ist eingehend erforscht. Daher liegen genügend wissenschaftliche Erkenntnisse vor, die beweisen, dass die richtige Ernährung das Risiko für Herzerkrankungen senkt. Transfettsäuren (gehärtete Fette) und gesättigte Fettsäuren erhöhen das Risiko, während mehrfach ungesättigte Fettsäuren zur Vorbeugung beitragen. Salz (Natriumchlorid) erhöht den Blutdruck, kaliumreiche Nahrung dagegen senkt das Risiko für Bluthochdruck und Schlaganfall. Der regelmäßige Konsum von Obst und Gemüse schützt vor hohem Blutdruck, Herzinfarkt und Schlaganfall. Die Wissenschaftler richten einen Appell an alle Verantwortlichen in Regierung und Gesundheitswesen, diese Erkenntnisse zu nutzen, um eine gesunde Ernährung zu fördern beziehungsweise ungesunden Essgewohnheiten massiv entgegenzusteuern. (Quelle: Srinath Reddy, K., Katan, M. B.: *Public Health Nutr.* 7 (1A), S. 167–186, Februar 2004)

Fachbeitrag (auszugsweise), Hallelujah Acres Foundation (Vereinigung zur Wahrung der Gesundheit), Ellensburg, Washington, USA, 2004: Wissenschaftler schätzen, dass sich 30 bis 40 Prozent aller

Krebserkrankungen allein durch die Lebensweise und Ernährung verhindern ließen. Überwiegen ballaststoffarme Nahrungsmittel und rotes Fleisch, und herrscht ein Mangel an mehrfach ungesättigten Fettsäuren in der täglichen Ernährung, steigt das Krebsrisiko. Der regelmäßige, reichliche Verzehr von Obst und Gemüse senkt die Gefahr, an Krebs zu erkranken. Knoblauch, Zwiebeln sowie Kreuzblütengewächse (zum Beispiel Brokkoli und Rosenkohl) tragen wirksam zur Krebsvorbeugung bei. Das Gleiche gilt für Nährstoffe wie Selen, Folsäure, Vitamin B_{12}, Vitamin D, Chlorophyll und Antioxidantien wie die Carotinoide. Hilfreich sind auch eine zusätzliche Einnahme von Verdauungsenzymen und der Verzehr von probiotischen Lebensmitteln. Menschen, die diesen Ernährungsrichtlinien folgen, können das Risiko, an Brust-, Darm- oder Prostatakrebs zu erkranken, um 60 bis 70 Prozent senken und auch das Risiko für andere Krebsformen reduzieren. (Quelle: Donaldson, M. S.: *Nutr J.* 20, 3 (1), Oktober 2004)

Studie der Clemson University, South Carolina, USA, 2004: Es ist bekannt, dass Pflanzen krebshemmende Stoffe enthalten. Auslöser für eine Krebsentstehung ist die Beschädigung einer Körperzelle, die zu einer Mutation der Erbsubstanz dieser Zelle führt. In der Studie wurde untersucht, welchen Einfluss frische Säfte und Extrakte von Erdbeeren, Himbeeren sowie Heidelbeeren auf Mutagene (mutationsauslösende Faktoren/krebserregende Stoffe) – wie zum Beispiel Benzopyrin, das in verkohltem Fleisch zu finden ist – ausüben. Sowohl die Säfte als auch die Extrakte hemmten deutlich die Aktivitäten von Mutagenen. (Quelle: Hope Smith, S. Tate, P. L. et al.: *Med Food.* 7 (4), S. 450–500, Winter 2004)

Studie der Michigan State University, Michigan, USA, 2004: Anthocyanidine sind sekundäre Pflanzenstoffe, die in Heidelbeeren, blauen Trauben und anderen dunkelblauen, dunkelroten und purpurfarbenen Früchten enthalten sind. Die Wissenschaftler stellten fest, dass Anthocyanidine eine signifikante krebshemmende Wirkung besitzen. (Quelle: Zhang, Y., Vareed, S. K., Nair, M. G.: *Life Sci.* 11; 76 (13), S. 1465–1472, Februar 2004)

Studie der Amerikanischen Krebsgesellschaft, Atlanta, Georgia, USA, 2005: 148 610 Erwachsene im Alter zwischen 50 und 74 wurden zu ihrem Fleischkonsum zwischen 1982 und 1992 befragt. Von 1992 bis 2001 standen sie dann ständig unter wissenschaftlicher Beobachtung. In dieser Zeit erkrankten 1667 Personen an Darm- beziehungsweise Kolorektalkrebs (Mastdarmkrebs). Bei den an Kolorektalkrebs erkrankten Studienteilnehmern stellten die Forscher fest, dass diese Personen im Vergleich zu den anderen Teilnehmern die größte Menge an rotem und bearbeitetem Fleisch über den längsten Zeitraum verzehrt hatten. Daraus schlossen die Wissenschaftler, dass ein hoher Konsum von rotem und bearbeitetem Fleisch das Risiko für eine Krebsentstehung im unteren Bereich des Verdauungstrakts erhöht. Dieses Ergebnis bestätigen auch andere Studien. (Quelle: Chao, A., Thun, M. J. et al.: *JAMA.* 12; 292 (2), S. 172–182, Januar 2005)

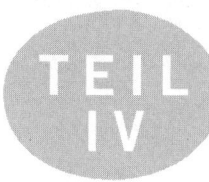

TEIL
IV

Löffel für Löffel Gesundheit und Vitalität

Nahrung als Medizin

Mit zunehmendem Alter lässt die Vitalität unseres Verdauungssystems mehr oder weniger nach. Verdauung und Nährstoffaufnahme funktionieren nicht mehr ganz so perfekt. Während die Nahrung die gleiche Menge an Vitaminen und Mineralstoffen enthält, sinkt die Nährstoffmenge, die in die Körperzellen gelangt. Solch eine verringerte Versorgung ruft Störungen hervor, die – abhängig vom betroffenen Zellkomplex – den Hormonhaushalt, das Nerven- und Immunsystem, die Knochen und Gelenke, den Blutkreislauf sowie viele andere Körperbereiche und -funktionen beeinträchtigen können. Im Allgemeinen schreibt man solche gesundheitlichen Probleme, inklusive der nachlassenden Kraft und Energie, einfach dem Alterungsprozess zu. Doch es gibt eine gute Nachricht: Der Körper lässt sich verjüngen!

Wenn man die Körperzellen mit genügend Sauerstoff und ausreichend Nährstoffen versorgt und sie die Abfallstoffe schnell genug loswerden können, regenerieren sie sich selbst und arbeiten sehr effizient. Unterm Strich bringt das mehr Energie, einen stabileren Hormonhaushalt, kräftigere Knochen, besser funktionierende Gelenke sowie ein gesünderes Kreislauf- und Nervensystem.

Und wer hilft uns, diese wundervollen Ergebnisse zu erzielen? Natürlich Suppen! Aus gutem Grund, denn wenn die Verdauung und die Nährstoffaufnahme nicht optimal funktionieren, gibt es nichts Wichtigeres, als den Verdauungsapparat zu entlasten und die Nährstoffdichte (den Gehalt an Nährstoffen in der Nahrung) zu erhöhen. Im Verhältnis zum angemessenen Kaloriengehalt

muss die Nahrung vor Vitaminen, Mineralstoffen und Flavonoiden nur so strotzen. Suppen sättigen schnell, ohne den Körper
mit übermäßig vielen Kalorien, mit Zucker, ungünstigem Fett
und zu viel Stärke zu belasten. Sie enthalten die notwendigen
gesunden Fette in Form von Öl und die nötige Stärke in Form
von Reis oder Kartoffeln. Der »Rest« besteht aus Wasser, Ballaststoffen, Vitaminen, Mineralstoffen und Proteinen – eine Mixtur,
die nicht nur Nährstoffe bereithält, sondern dem Körper auch
hilft, sie aufzunehmen und die Abfallstoffe rasch und effizient zu
entsorgen. Mit all diesen Eigenschaften wird eine hausgemachte
Suppe wirklich zur Anti-Aging-Nahrung.

Der Saft von Brokkoli, Möhren, Tomaten, Rettich und Sellerie
steigert den gesundheitlichen Wert der Suppe, da die Inhaltsstoffe dieser Gemüse Gehirn, Leber, Nieren, Nervensystem, Blutkreislauf und Drüsen auf Trab bringen. Mit einem vitalen Blutkreislauf funktionieren die Organe sowie das Gedächtnis und
das Seh- und Hörvermögen besser, sodass Sie Ihr Leben bis ins
hohe Alter in vollen Zügen genießen können. Die Körperzellen
geben Abfallstoffe leichter ab, Wassereinlagerungen reduzieren
sich, und die ganzen Wehwehchen verschwinden oder halten
sich in erfreulich engen Grenzen. Hausgemachte Hühner- und
Fischbrühen unterstützen den Erhalt und Aufbau der Gelenkknorpel. Brühen aus Hühnerknochen und Fischgräten enthalten
Glucosamin (ein Knorpelbaustein), das in der Medizin erfolgreich für die Langzeitbehandlung von Gelenkentzündungen und
anderen Entzündungsprozessen eingesetzt wird.

Unzählige Nahrungsmittel, darunter Knoblauch, Rettich, Ingwer, Koriander und Rosenkohl, verwandeln Suppen in Medizin.

Doch es sind keine bitteren Pillen, sondern vielmehr Gerichte, bei denen einem das Wasser im Mund zusammenläuft.

Mit den geeigneten Zutaten gekochte Suppen geben Ihrem Körper mehr Energie und Vitalität, außerdem helfen sie bei der Behandlung und Vorbeugung von Erkrankungen, die folgende Bereiche betreffen:

• Immunsystem

• Organe, die für die Entsorgung von Abfall- und giftigen Stoffen sorgen

• Blutkreislauf (inklusive die Kapillaren in Gehirn, Augen, Ohren und Nerven)

• Knochen und Gelenke

• Hormone.

Sind Sie skeptisch und vertrauen nur der Schulmedizin mit ihren Medikamenten? Ohne Zweifel gibt es zahlreiche Krankheiten, bei denen jeder – ohne Wenn und Aber – die vom Arzt verschriebenen Mittel zuverlässig nehmen muss. Doch schauen Sie sich mal Menschen mit chronischen Krankheiten an, solange sie ihre Medikamente nehmen, fühlen sie sich besser, doch geheilt sind sie nicht. Medikamente können Symptome lindern, die Ursachen meistens nicht, vor allem wenn sie sich, wie in vielen Fällen, über Jahre, ja Jahrzehnte entwickelt haben. Eine Kombination aus genetischer Veranlagung, lang währendem Stress und falscher Lebensweise verändert im Verlauf der Jahre schleichend den Körperhaushalt mit seinen komplexen chemischen Prozessen. Infolgedessen kommen erst die Wehwehchen, dann ernst zu nehmende Gesundheitsstörungen und im schlimmsten Fall chronische Krankheiten. Mit den Medikamenten lassen sich die Erkrankungen behandeln, doch die über Jahre erfolgten Veränderungen im Körper können sie nicht rückgängig machen.

Dass eine gesunde Ernährung diesen negativen Prozessen und den daraus folgenden Erkrankungen vorbeugen kann, bestätigen Wissenschaftler auf der ganzen Welt. Doch inzwischen sehen auch viele Fachleute in der Nahrung den Schlüssel für eine Umkehrung der bereits vorhandenen krankmachenden Veränderungen, das heißt: Es gibt immer mehr Ärzte, die ein Ernährungsprogramm in die Therapie einbinden.

Ich esse doch jetzt gesund!

Vielleicht gehören Sie zu den Menschen, die sagen: »Ich habe meine Ernährung umgestellt. Ich esse jetzt gesund, aber viel wohler fühle ich mich trotzdem nicht.« Das bedeutet: Sie haben noch nicht die Veränderungen vorgenommen, die für Sie persönlich wichtig sind und die bei Ihnen greifen. In der Tat ist es schwierig, aus der Fülle von Informationen über den Nutzen von Nährstoffen das Passende herauszufiltern. Um ein akutes oder ein aufgrund der bisherigen Lebensweise latent vorhandenes Gesundheitsproblem in den Griff zu bekommen, bedarf es leider einiger Anstrengungen und Überlegungen. Doch es lohnt sich, wie das nachfolgende Beispiel meines Patienten Richard zeigt.

Fallbeispiel: Richard

Richard, 32 Jahre alt, arbeitet in einem Supermarkt. Im Alter von 24 Jahren entdeckte er auf seiner Kopfhaut eine markante Schorfstelle mit einem Durchmesser von fünf Zentimetern, an der die Haare ausfielen. Entsetzt rannte Richard von einem Arzt zum anderen. »Sie gaben mir nur irgendein Zeug zum Einschmieren und schickten mich nach Hause«, erzählte er verzweifelt. »Niemand konnte mir sagen, was das war. Und nichts, aber auch gar nichts half.« Richard verlor immer mehr an Selbstbewusstsein, weil er unsäglich unter dem, was er »Krätze« nannte, litt. Er glaubte, jeder würde nur auf diese Stelle starren. Er wünschte sich sehnsüchtig eine Freundin, doch er meinte, so einen »verkrätzten« Typen wolle niemand haben.

Richard war wie Millionen andere Menschen mit einer mehr schlechten als rechten Ernährung aufgewachsen: viel Fleisch, wenig Gemüse, jede Menge Frittiertes und Knabberzeug; schon in jungen Jahren kamen literweise gesüßter Tee und Kaffee dazu. Sein Konsum an Süßigkeiten, Softdrinks und gehärteten Fetten unterschied sich nicht von dem vieler anderer Leute. Nach dem Auftauchen seines Problems bemühte sich Richard ernsthaft um eine bessere Ernährung – er begann deutlich mehr Obst und Gemüse und viel weniger Frittiertes zu essen, er greift nur gelegentlich zu Kuchen, Keksen und Schokolade. Doch an seiner verschorften Kopfhaut änderte sich nichts.

Genauso wenig wie die von Richard konsultierten Ärzte vermochte ich ihm die Ursache seines Problems zu sagen, doch ich konnte ihm verdeutlichen, dass bei Hautproblemen eine tiefer greifende Ernährungsumstellung nötig ist. Richard erklärte sich dazu bereit, und ich stellte ihm einen Ernährungsplan auf, der gesättigte Fette, Milchprodukte und rotes Fleisch vollkommen ausschloss. Die tierischen Fette in diesen Nahrungsmitteln enthalten Arachidonsäure, die Entzündungsprozesse fördert. Auch der menschliche Organismus produziert diese lebenswichtige Fettsäure, nimmt der Körper sie jedoch aus der Nahrung auf, kommt die körpereigene Produktion aus dem Gleichgewicht. Auch Kaffee, Alkohol und Lebensmittelzusatzstoffe standen auf meiner Ausschlussliste.

Ich riet Richard zu hausgemachten Suppen, für die er jedes nur erdenkliche Gemüse verwenden sollte. Außerdem empfahl ich ihm Vitamin A, Zink und Fischöl als Nahrungsergänzungsmittel sowie einige Kräuter, die seine Leberfunktionen unterstützten. Richard befolgte mit Feuereifer meine Ratschläge. In den ersten Wochen rührte sich nichts, doch dann wuchsen die Haare nach, und die Verschorfung ging langsam zurück. Nach zehn Wochen war der Haarwuchs perfekt und die Kopfhaut vollkommen normal.

Leider machen sich immer noch viel zu wenige Menschen Gedanken darüber, wie viel sich mit einer Nahrungstherapie erreichen lässt. Richard hätte nicht so viele Jahre unter dem hässlichen Problem leiden müssen!

Suppen bringen Energie

Wer unter Energiemangel leidet, wird bei Anstrengungen schnell müde und fühlt sich ständig »zerschlagen« und schlapp, ganz gleich, wie lange er schläft oder ruht. In Extremfällen kommt es zum CFS (Chronic Fatigue Syndrome/Chronisches Müdigkeitssyndrom).

Energiemangel kann auf einer lang währenden falschen Ernährung beruhen, aber auch Überforderung im Alltag oder Beruf und Depressionen führen zu dem Gefühl, dass man nichts auf die Reihe bringt, sich ausgepumpt fühlt, alles zu anstrengend findet. Am liebsten möchte man nur auf dem Sofa liegen und keinen Finger rühren. Die Stimmung landet auf dem Tiefpunkt, weshalb Ärzte bei chronischer Müdigkeit manchmal ein Antidepressivum verschreiben.

Basieren die Zustände auf mangelhafter Ernährung, helfen Medikamente jedoch nicht. An der Energieproduktion des Körpers sind zahlreiche Nährstoffe beteiligt. Wie wir uns fühlen, unsere Stimmungen, hängt von Hormonen wie Adrenalin und anderen Botenstoffen ab, bei deren Produktion und Funktionstüchtigkeit bestimmte Nährstoffe eine ausschlaggebende Rolle spielen. Und genau diese wichtigen Stoffe, darunter verschiedene B-Vitamine,

Zink und Magnesium, finden sich in unserer modernen – von Fertiggerichten und Weizenmehl dominierten – Ernährung häufig in zu geringer Menge.

Falls Sie nicht glauben, dass Nährstoffe entscheiden, ob wir uns voller Energie und glücklich fühlen, denken Sie nur mal an Anämie. Diese auch als Blutarmut bekannte Gesundheitsstörung entsteht durch einen Mangel an Eisen, B-Vitaminen, Zink, Magnesium oder Kupfer und führt zu einem Sauerstoffmangel im Blut, der eine Verringerung der allgemeinen Power hervorruft. Weitere Symptome, zum Beispiel Atemnot und Apathie, gesellen sich hinzu. Und diese verschwinden nicht, bevor nicht der Mangel ausgeglichen ist, sei es durch eine entsprechende Ernährung oder mit Hilfe von Nahrungsergänzungsmitteln.

Für den Arzt ist es nicht immer leicht, Nährstoffmängel festzustellen. Manche dieser Mängel zeigen sich nicht in den Standardbluttests, solange sie noch keinen Schaden angerichtet haben. Moderne, verfeinerte Tests ermöglichen es, auch einen schwierig zu entdeckenden Mangel in einem früheren Stadium zu erkennen. Da diese Tests jedoch sehr teuer sind (und von Krankenkassen im Normalfall nicht bezahlt werden), beschränken sich viele Ärzte im besten Fall auf Fragen über die Essgewohnheiten ihrer Patienten.

Das Chronische Müdigkeitssyndrom (CFS) tritt immer häufiger auf, oft gepaart mit Fibromyalgie (chronischen Muskelschmerzen). Beide Erkrankungen weisen so verschiedene und vielschichtige Krankheitsbilder auf, dass sich die Ursachenforschung immer noch sehr schwertut. Studien zeigen jedoch, dass eine enge Verbindung zwischen CFS oder Depressionen und

Nährstoffmängeln besteht (siehe »Mehr Wissen: Erkenntnisse über Energie und Antriebskraft«, ab Seite 110). Die Behandlung von CFS und Fibromyalgie gehört in die Hand eines Arztes. Wer unter ständiger Müdigkeit, Erschöpfung und depressiven Stimmungen leidet, sollte sich also unbedingt medizinische Hilfe suchen.

Um Nährstoffmängeln vorzubeugen, den Körper bei seiner Energieproduktion zu unterstützen und der eigenen Energie mehr Schwung zu verleihen, eignet sich nichts besser als Suppen. Ideal ist es, wenn Sie täglich mindestens eine Portion Suppe verzehren.

Powerzutaten für Suppen, die Ihnen Energie schenken

Welche Zutaten Sie für Suppen, die Ihnen Energie geben, verwenden sollten, erfahren Sie anhand der nachfolgenden Liste. Ein guter Einstieg in Ihr Energieprogramm sind: Sambhar – Würzige südindische Linsen-Gemüse-Suppe (Suppe Nr. 30), Thai-Suppe mit Shrimps und Nudeln (Suppe Nr. 60) und Thai-Hühnersuppe mit Gemüse (Suppe Nr. 61).

Der nachfolgende Überblick listet die Zutaten für die Powersuppen auf und erklärt ihren Nutzen. Unter dem Stichwort »Powersuppe/Nummer« stehen die Nummern der Suppenrezepte, die Sie im Kapitel »Suppenrezepte – gesunde Nahrung genießen« wiederfinden.

Powerzutaten	Inhaltsstoffe/Nutzen	Powersuppe/ Nummer
Blattgemüse und frische Kräuter	Reich an Magnesium, das der Körper braucht, um Kohlenhydrate in Energie umzuwandeln; enthalten viel Folsäure, die hilft, depressionsbedingter Antriebslosigkeit vorzubeugen.	7, 8, 9, 10, 11, 12, 13, 19, 23, 32, 44, 58, 60, 61
Buchweizen	Reich an B-Vitaminen, die der Körper braucht, um Kohlenhydrate in Energie umzuwandeln.	44
Cayennepfeffer	Regt den Blutkreislauf an und fördert die Versorgung des Körpergewebes mit Sauerstoff und Nährstoffen.	11, 15, 17, 30, 37, 39, 45, 47, 49, 57, 59, 60, 61
Erdnüsse	Gute Quelle für Tyrosin, das antidepressiv wirkt, indem es die Adrenalin- und Schilddrüsenhormonproduktion unterstützt.	49, 59
Fisch und Meeresfrüchte	Gute Quellen für Selen, das hilft, depressionsbedingter Antriebslosigkeit vorzubeugen.	11, 36, 46, 53, 54, 55, 57, 60
Garnelen/ Shrimps	In der fernöstlichen Medizin gelten sie als aufgezeichnete Energieförderer; reich an Zink.	46, 60
Ingwer	Fördert die Durchblutung und Funktionen des Verdauungsapparates.	6, 8, 11, 25, 38, 44, 48, 49, 53, 60

Powerzutaten	Inhaltsstoffe/Nutzen	Powersuppe/ Nummer
Joghurt	Enthält nützliche Bakterien-kulturen, die das Wachstum von Pilzen im Darm hemmen, die als müdigkeitsfördernd gelten.	1, 2, 4, 5, 6, 28, 34
Kardamom	Wirkt wie ein Antiseptikum im Darm und hemmt das Wachstum von Bakterien und Pilzen, die müdigkeitsfördernde Gift-stoffe produzieren.	1
Käse	Gute Quelle für Tyrosin, das die Funktionen der Neben-niere und der Schilddrüse unterstützt.	12, 19, 23, 33
Knoblauch	Roher Knoblauch wirkt wie ein Antiseptikum im Darm und hemmt das Wachstum von Bakterien und Pilzen, die müdigkeitsfördernde Giftstoffe produzieren.	8, 9, 11, 12, 14, 28, 39, 43, 45, 47, 49, 50, 51, 55, 56, 57, 60
Kokosöl	Ist giftig für Mikroorganismen, die aufgrund ihrer Struktur vom Immunsystem nicht er-fasst werden; solche Mikro-organismen werden mit dem Chronischen Müdigkeitssyn-drom in Verbindung gebracht.	6, 46, 61

Powerzutaten	Inhaltsstoffe/Nutzen	Powersuppe/ Nummer
Koriander-blätter	Unterstützt den Körper, metal-lische Gifte, wie Quecksilber, die das Chronische Müdigkeits-syndrom verursachen können, loszuwerden.	47, 49, 59, 60, 61
Leinöl (kalt gepresst)	Über die fertig gekochte Suppe geträufelt, hilft es, die Memb-ranen der Mitochondrien, der »Kraftwerke der Zellen« zu festigen.	7, 25, auch für alle anderen Suppen mög-lich
Naturreis (ungeschälter bräunlicher Reis)	Reich an B-Vitaminen, die der Körper braucht, um Kohlenhyd-rate in Energie umzuwandeln.	8, 11, 23, 24, 29, 37, 50
Olivenöl	Hemmt das Wachstum von Pilzen, die müdigkeitsfördernde Giftstoffe produzieren.	Die meisten Rezepte in diesem Buch enthalten Oli-venöl.
Paranüsse	Gute Quelle für Selen, das hilft, depressionsbedingter Antriebs-losigkeit vorzubeugen; Paranüsse liefern auch die Aminosäure Methionin, die für die Gesund-heit der Nebenniere, die unter anderem Adrenalin bildet, wich-tig ist.	2

Powerzutaten	Inhaltsstoffe/Nutzen	Powersuppe/ Nummer
Rosmarin	Ist ein natürliches Antidepressivum; hemmt auch das Wachstum von Bakterien und Pilzen.	26, 28
Sonnenblumenkerne	Gute Quelle für Tryptophan, das die Produktion des »Glückshormons« Serotonin unterstützt.	7
Zimt	Wirkt wie ein Antiseptikum im Darm und hemmt das Wachstum von Bakterien und Pilzen, die müdigkeitsfördernde Giftstoffe produzieren.	3, 5, 30
Zwiebel	Rohe Zwiebeln wirken sich (genau wie Knoblauch) ausgesprochen günstig auf den Darm aus.	Die meisten Rezepte in diesem Buch enthalten Zwiebeln.

Mehr Wissen: Erkenntnisse über Energie und Antriebskraft

Forschungsergebnisse des Royal Hospital, Liverpool, Großbritannien, 1989: Untersucht wurde der Folsäurespiegel im Blut von depressiven Patienten. Er lag deutlich niedriger als bei nicht von Depressionen betroffenen Menschen. Je geringer der Gehalt an Folsäure war, desto ernsthafter war die Depression. (Quelle: Abou-Saleh, M. T. et al.: *Acta Psychiatr Scand.* 80 (1), S. 78–82, 1989)

Studie der King's College School of Medicine, London, Großbritannien, 1999: Nach der Einnahme von Vitaminpräparaten fühlten sich einige an CFS leidende Patienten besser. An der Studie nahmen zwölf CFS-Patienten und 19 gesunde Personen teil. Getestet wurde der Gehalt an Vitamin B_1, B_2 und B_6 im Blut und in den Zellen. Bei den CFS-Patienten lag der Gehalt aller drei Vitamine so niedrig, dass der Körper wichtige Enzyme nicht in genügender Menge produzieren konnte. Der Vitamin B_6-Spiegel war bei fast allen Teilnehmern niedrig. (Quelle: Heap, L. C. et al.: *J R Soc Med.* 92 (4), S. 183–185, April 1999)

Studie der UCLA (Zentrum für Ernährungsforschung), Kalifornien, USA, 2: Nährstoffmängel zählen zu den möglichen Ursachen des Chronischen Müdigkeitssyndroms (CFS). Eine Rolle spielen insbesondere verschiedene B-Vitamine, Vitamin C, Magnesium, Kalium, Zink, L-Tryptophan, L-Carnitin, das Coenzym Q10 und essenzielle Fettsäuren. Die Wissenschaftler empfehlen Personen

110

mit CFS, ihren Nährstoffspiegel im Detail überprüfen zu lassen und die festgestellten Defizite behandeln zu lassen, da fortdauernde Mängel die Genesung weit hinauszögern können. (Quelle: Werbach, M. R.: *Altern Med Rev.* 5 (2), S. 93–108, April 2)

Studie des Department of Psychology, University of Wales, Swansea, Großbritannien, 2002: Selen ist ein essenzielles Spurenelement. Der Selengehalt von pflanzlicher Nahrung hängt vom Selengehalt des Bodens ab, in dem die betreffenden Pflanzen wachsen. Selen scheint eine besonders große Bedeutung für die Gehirnfunktionen zu besitzen. Fünf Studien haben einen Zusammenhang zwischen niedriger Selenzufuhr über die Nahrung und Depressionen ergeben. Bei niedrigem Selenspiegel kann eine Depression mit Selenpräparaten erfolgreich behandelt werden. (Quelle: Benton, D.: *Nutr Neurosci.* 5 (6), S. 363–374, Dezember 2002)

Studie der Imperial College School of Medicine, Hammersmith Hospital, London, Großbritannien, 2004: Einige Studien legen nahe, dass eine Fischöl-Therapie bei der Behandlung des Chronischen Müdigkeitssyndroms (CFS) hilft. Als Beispiel wird eine Frau angeführt, die sechs Jahre lang unter CFS und einer auf die Krankheit zurückzuführenden Herzvergrößerung litt. Im Verlauf einer 16-wöchigen Behandlung mit reinen Fischölpräparaten besserte sich das Krankheitsbild bereits nach sechs bis acht Wochen. (Quelle: Puri, B. K. et al.: *Int J Clin Pract.* 58 (3), S. 297–299, März 2004)

Mit Suppen die Abwehrkräfte stärken

Rund um die Uhr schlägt unser Immunsystem gigantische Abwehrschlachten, um uns vor einfachen Erkältungen, aber auch vor ernsthaften Infektionskrankheiten zu bewahren. Dieser Schutzmechanismus ist jedoch empfindlich und kann geschwächt werden, was schweren Erkrankungen Tür und Tor öffnet, zum Beispiel einer Lungenentzündung (vor allem bei älteren Menschen), oder im heute schlimmsten Fall zu AIDS führen kann.

Manche Menschen wissen nicht, dass unser Immunsystem überreagieren kann und seinen Abwehrkampf dann gegen körpereigenes Gewebe richtet. Daraus entstehen die so genannten Autoimmunkrankheiten, zu denen Rheumatoide Arthritis, Morbus Crohn, Nierenerkrankungen, Multiple Sklerose sowie Emphyseme und wahrscheinlich auch die Alzheimer-Krankheit gehören. Mit einer gesunden Ernährung können Sie sehr viel dazu beitragen, einer Verminderung der Abwehrkräfte und der Autoimmunschwäche vorzubeugen.

Gibt es eine Suppe, die speziell das Immunsystem stärkt und die Sie, wenn der Winter naht, einfach nur verspeisen müssen, um Erkältungen zu verhindern? Nein, so fokussiert darf man die Sache nicht sehen, die »Kraftpille fürs Immunsystem« exis-

tiert weder in Form einer einzelnen Suppe noch als Nahrungsergänzungsmittel. Richtig ist: Wenn Sie mit einer nährstoffreichen Nahrung Ihrem Körper all das zuverlässig zuführen, was
er braucht, wird Ihr Immunsystem sein Bestes tun. Oder anders-
herum gesagt: Mangel- oder Fehlernährung schwächt die Abwehrkräfte.

Vitamin C

Wie Meerschweinchen, Affen und eine Fledermausart gehören
die Menschen zu den wenigen Säugetieren, die Vitamin C nicht
selbst in ihrer Leber bilden können. Offensichtlich verfügen wir
über die Enzymkette, die für die Vitamin-C-Produktion nötig ist,
doch fehlt uns das letzte, entscheidende Enzym, das diese Kette
schließt. Daher müssen wir unseren gesamten Vitamin-C-Bedarf
über die Nahrung decken.

Über die benötigte Menge an Vitamin C wird seit Jahr und
Tag heiß diskutiert. Der Nobelpreisträger Linus Pauling meinte,
jeder Mensch sollte täglich so viel Vitamin zu sich nehmen, wie
ein »mannsdickes« Tier (zum Beispiel eine Ziege) in seiner Leber
produziert. Da können bei Infektionen oder in Stresssituationen
bis zu zwölf Milligramm zusammenkommen.

Affen, die wie wir Menschen Vitamin C über die Nahrung aufnehmen müssen, kommen mit ihrer natürlichen Kost pro Tag
im Schnitt auf eine Zufuhr von 3500 Milligramm. Wenn man
bedenkt, dass eine Orange ungefähr 60 mg Vitamin C enthält,
kann sich jeder vorstellen, wie schwierig es für Menschen ist,

solch eine Vitamin-C-Menge über die Nahrung aufzunehmen – sie entspricht dem Saft von 58 Orangen – und das täglich. Da hilft nur, neben einer vitaminreichen Nahrung reines Vitamin C (Ascorbinsäure) in Pulver- oder Tablettenform einzunehmen. Doch bei diesen Größenordnungen bewegen wir uns im therapeutischen Bereich, der zwar häufiger eine Rolle spielt, als man denkt (aber ohne ärztliche Aufsicht nicht in Angriff genommen werden sollte). Dass mit hohen Vitamin-C-Dosen therapeutische Erfolge zu erzielen sind, zeigen zahlreiche Ergebnisse in Forschung und Praxis. Die Forschung läuft, insbesondere was die Dosierung betrifft, auf Hochtouren.

Eines ist sicher: Sie müssen dafür sorgen, dass zu keiner Zeit ein Vitamin-C-Mangel entsteht – die international empfohlene tägliche Zufuhr liegt zwischen 75 und 100 Milligramm, in besonderen (nicht krankheitsbedingten) Situationen, zum Beispiel bei Stress, generell bei Rauchern oder bei außergewöhnlicher

Was Ihrem Immunsystem noch guttut

Den Blutkreislauf in Schwung zu bringen, fördert die Leistungsfähigkeit des Immunsystems. Hilfreiche Methoden sind: Körpertraining und kalte Duschen. Cayennepfeffer und Ingwer regen ebenfalls den Blutfluss an, sodass Nährstoffe und Sauerstoff besser in die Abwehrzellen, aber auch in alle anderen Körperzellen wie die des Gehirns oder der Nebenniere gelangen. Beide Gewürze helfen insbesondere älteren Menschen, ihre Vitalität insgesamt zu verbessern.

seelischer und/oder körperlicher Anstrengung. Ungewöhnliche Müdigkeit, Antriebslosigkeit, Erschöpfung und Leistungsminderung zählen zu den häufigen Anzeichen für einen Vitamin-C-Mangel.

Ihr Immunsystem dankt es Ihnen, wenn Sie sich um eine gute Vitamin-C-Versorgung kümmern. Mit welchen Zutaten Sie reichlich Vitamin C in leckere Suppen bringen können, zeigt Ihnen die Liste mit den »Powerzutaten, die Ihre Abwehrkräfte stärken« (siehe Seite 121ff.).

Lebenswichtige Nährstoffe

Vom Vitamin-C-Mangel einmal abgesehen, leidet Ihr Immunsystem auch, wenn Sie Ihren Körper nicht ausreichend mit Vitamin A, Zink, Eisen, Vitamin B_6 und Proteinen versorgen. Auch Selen ist wichtig; wie Forschungsergebnisse zeigen, vermehren sich Viren bei Selenmangel wesentlich stärker.

Proteinmangel macht es dem Immunsystem extrem schwer, seine Aufgaben zu erfüllen; im schlimmsten Fall versagt es auf breiter Front. Nicht ohne Grund grassieren in armen Ländern lebensbedrohliche Infektionskrankheiten, denn dort sind unzählige Menschen nicht in der Lage, sich täglich mit ausreichend proteinhaltiger Nahrung zu versorgen.

In den wohlhabenden Industrieländern sind die Menschen viel besser dran; sie verspeisen eher zu viele als zu wenige Proteine. Allerdings gibt es dort immer wieder Leute, die auf eine extrem proteinarme Nahrung schwören und ausschließlich Grünkost verzehren – im Glauben, dies sei eine gesunde Ernährung, die sich über Monate oder Jahre problemlos praktizieren ließe. Doch ein ernsthafter Proteinmangel führt (unter anderem!) zu Wasseransammlungen und erheblichen Problemen bei der Gewichtsabnahme.

Fehlsteuerungen des Immunsystems

Unser Körper ist darauf ausgerichtet, körperfremde Substanzen wie Bakterien oder unverdautes Gluten vom Blutstrom fernzuhalten. Gelingt das nicht, treten die Abwehrzellen unseres Immunsystems in Aktion. Die fremden Partikel werden von Makrophagen (Riesenfresszellen), die aus einkernigen weißen Blutkörperchen heranreifen und sich im Gewebe aufhalten, vernichtet – gefressen. Aktivierte Makrophagen produzieren chemische Botenstoffe, die Zytokine, die das Immunsystem auffordern, den Modus für Entzündungen zu starten. Hitze, Schwellungen und eine große Anzahl an weißen Blutkörperchen kennzeichnen dieses Stadium. Der Entzündungsprozess dient dazu, gesundheitsfeindliche Eindringlinge loszuwerden, zum Beispiel auch aus verletzten Geweben.

Nach getaner Arbeit sterben die zytokinproduzierenden Zellen ab. Tun sie das nicht, entsteht eine chronische Entzündung, deren Schweregrad davon abhängt, welche der verschiedenen Zytokintypen die Oberhand gewinnen. Die vielfältigen Symptome reichen von chronischen Wasseransammlungen und Gewichtszunahme bis hin zu Gewebezerstörungen, die sich als

Rheumatoide Arthritis, Morbus Crohn, Nierenerkrankungen, Multiple Sklerose, Lupus sowie Emphyseme zeigen können. Auch die Alzheimer-Krankheit wird damit in Verbindung gebracht. Giftige Stoffe, von den weißen Blutkörperchen während der Entzündung produziert, zerstören körpereigenes Gewebe, zum Beispiel von Lunge, Nervenbahnen, Gehirn oder Nieren, wobei Narben zurückbleiben.

Ein anschauliches, einfaches Beispiel ist die Akne. Wenn sich die Aknepickel entzünden und die Entzündung längere Zeit anhält, entstehen Narben, die zum Teil sehr tief sein können. Diese Hautschäden werden nicht von Bakterien verursacht, sondern vom Immunsystem, das zu lange im Entzündungsmodus verharrte, während es versuchte, die Hautstörung zu beseitigen.

Ein weiteres Beispiel dafür, was chronische Entzündungen anrichten können, sind Zahnfleischentzündungen, vor allem die weit verbreitete Parodontitis (umgangssprachlich auch Parodontose genannt). Hierbei siedeln sich Bakterien am Zahnfleischrand an (das Zahnfleisch schwillt an, rötet sich und blutet schnell) und rufen eine Entzündung hervor. Um die Entzündungsherde muss sich der Zahnarzt schleunigst kümmern, denn bei einer lang währenden Entzündung schiebt sich das Zahnfleisch zurück, dadurch kann der ganze Zahnhalteapparat so geschädigt werden, dass die Zähne ausfallen (beste Vorbeugung: gute Mundhygiene und gesunde Ernährung).

Vitamin D und Zytokine

In den späten 1990er-Jahren fanden Wissenschaftler Erstaunliches über das Vitamin D heraus: Herrscht ein Mangel an Vitamin D, sterben die zytokinproduzierenden Zellen nicht ab, wenn sie nicht mehr gebraucht werden. Sie produzieren einfach weiter Zytokine, die Entzündungen auslösen. Zu dieser bemerkenswerten Entdeckung kam es, als man versuchte herauszufinden, warum Multiple Sklerose (eine chronisch-entzündliche Erkrankung, bei der die Markscheiden von Nervenfasern zerstört werden) außerhalb der sonnenarmen nördlichen Breiten offenbar seltener vorkommt.

Da bei vielen chronischen degenerativen Krankheiten eine hohe Zahl von aggressiven Zytokinen eine große Rolle spielt, verfolgt die Forschung den Zusammenhang zwischen Vitamin D und Zytokinen intensiv weiter.

Es scheint, als ob wir in unseren nordeuropäischen Breiten einem höheren Risiko für Vitamin-D-Mangel ausgesetzt sind, insbesondere seit wir uns gesundheitsbewusst ernähren und auf Vitamin-D-Quellen wie Vollmilch, Butter und Vollfettkäse verzichten. Leber steht ebenfalls nicht mehr hoch im Kurs. Auch der Sonne, deren UV-Strahlen uns über eine Synthese in der Haut mit Vitamin D versorgen, gehen wir aus dem Weg, indem wir uns durch Kleidung oder starke Sonnenschutzmittel vor diesen Strahlen schützen. Ganz zu schweigen von den vergleichsweise wenigen Sonnentagen, die viele Menschen aus diversen Gründen für den angeratenen »Sonnenspaziergang« (mehrmals wöchentlich eine Viertelstunde) gar nicht nutzen können.

Der allgemein empfohlene Vitamin-D-Status reicht wohl aus, um Rachitis zu verhüten, doch scheint er vielfach nicht auszureichen, um ein normales Immunsystem instand zu halten. Nicht alle Vitamin-D-Präparate liefern dieses Vitamin in einer für den Körper gut verwertbaren Form. Ideal ist der gute alte Lebertran. Wer den Geschmack nicht mag (niemand mag ihn), schluckt ihn in Kapseln gehüllt und dosiert gemäß Gebrauchsanleitung. Die Lebertrankapseln sollten aber von einem renommierten Hersteller stammen, der im wahrsten Sinn des Wortes ein reines Produkt garantiert. In manchen »windigen« Produkten hat man schon Rückstände der Meeresverschmutzung gefunden, die sich natürlicherweise in der Fischleber konzentrieren.

Zum Thema Entzündungen

Erkrankung	Kurzbeschreibung
Allergien	Entzündung durch spezifische Auslöser
Alzheimer-Krankheit	Wird heute als Entzündungsprozess angesehen, der Teile des Gehirns angreift
Arthritis	Gelenkentzündung
Asthma	Entzündung der Atemwege
Colitis	Chronische Entzündung des Dickdarms
Cystitis	Blasenentzündung
Ekzeme	Entzündungen der Haut

Erkrankung	Kurzbeschreibung
Emphyseme	Entzündung der Alveolen, der Lungenbläschen, durch deren Wände der Gasaustausch zwischen Atemluft und Lungenblut erfolgt
Hepatitis	Entzündung der Leber
Lupus	Autoimmunkrankheit, die zum entzündlichen Rheuma zählt und Haut, Gelenke und Organe betreffen kann
Morbus Crohn	Entzündung, die den unteren Teil des Dünndarms schädigt
Multiple Sklerose	Chronische Entzündung des Nervensystems, bei der die Markscheiden von Nervenfasern zerstört werden
Parodontitis	Entzündung des Zahnfleisches
Psoriasis	Entzündungen der Haut
Reizkolon	Zeitweise Entzündung des Dickdarms
Rheumatoide Arthritis	Gelenkentzündung
Sinusitis	Entzündung einer Nasennebenhöhle
Zöliakie	Chronische Entzündung der Dünndarmschleimhaut aufgrund einer Überempfindlichkeit gegen Gluten (Klebereiweiß)

Powerzutaten für Suppen, die Ihre Abwehrkräfte stärken

Um Ihr Immunsystem zu unterstützen, sollten Sie täglich mindestens einen Teller Suppe verzehren, die Sie mit einigen der aufgeführten Zutaten gekocht haben. Ein guter Einstieg sind: Avocado-Bananen-Suppe mit Mandeln und Erdbeeren (Suppe Nr. 2), Anti-Aging-Suppe (Suppe Nr. 8) und Würzige Kohlsuppe mit Kabeljau und Knoblauch (Suppe Nr. 11).

Der nachfolgende Überblick listet die Zutaten für die Powersuppen auf, die Ihre Abwehrkräfte stärken, und erklärt ihren Nutzen. Unter dem Stichwort »Powersuppe/Nummer« stehen die Nummern der Suppenrezepte, die Sie im Kapitel »Suppenrezepte – gesunde Nahrung genießen« wiederfinden.

Powerzutaten	Inhaltsstoffe/Nutzen	Powersuppe/ Nummer
Cayenne- pfeffer	Wirkt antiseptisch; regt den Blutfluss an, sodass Nährstoffe und Sauerstoff besser in die Gewebe gelangen.	11, 15, 17, 30, 37, 39, 45, 47, 49, 57, 59, 60, 61
Fisch und Meeresfrüchte	Gute Quelle für Proteine, Zink und Selen.	11, 36, 46, 53, 54, 55, 57, 60
Hühnerfleisch	Gute Quelle für Proteine und Zink.	8, 37, 46, 48, 61

Powerzutaten	Inhaltsstoffe/Nutzen	Powersuppe/ Nummer
Hühner- karkasse, gekocht	Gute Quelle für Glucosamin, das Entzündungen hemmt, sowie für Proteine und Mineralstoffe.	8
Hühnerleber	Gute Quelle für Vitamin A, B_6 und D sowie für Proteine, Eisen und Zink.	8
Ingwer	Hemmt Entzündungen, regt den Blutfluss an.	6, 8, 11, 25, 38, 44, 48, 49, 53, 60
Kiwi	Gute Quelle für Vitamin C.	6, zum Garnieren jeder anderen Fruchtsuppe geeignet
Knoblauch	Wirkt roh gegessen antibakteriell.	8, 9, 11, 12, 14, 28, 39, 43, 45, 47, 49, 50, 51, 55, 56, 57, 60
Kohl (Grün- kohl, Rosen- kohl, Brokkoli)	Gute Vitamin-C-Quelle.	8, 33, 35
Kurkuma (Gelbwurz)	Wirkt stark entzündungs- hemmend.	8, 30, 45, 48
Paprikascho- ten, rot und grün	Ausgezeichnete Quelle für Vitamin C.	17, 28, 34, 44

Powerzutaten	Inhaltsstoffe/Nutzen	Powersuppe/ Nummer
Salbei	Wirkt antiseptisch und entzündungshemmend.	25
Shiitake-Pilze	Richten sich wirksam gegen Viren, sollen Vitamin D enthalten.	39, 41, 44
Zitronensaft	Lindert Grippebeschwerden.	15, 47, 51, 60, 61
Zitrusfrüchte (Fruchtfleisch und Saft)	Gute Quelle für Vitamin C.	2, 8, 15, 16, 29, 45, 47, 48, 49, 51, 52, 58, 60, 61
Zitruszesten (feine Streifen der Schale von Zitrone oder Orange)	Gute Quelle für Flavonoide, die Entzündungen hemmen.	1, 16, 29, 45, 47, 57
Zwiebel	Richtet sich gegen Viren und wirkt entzündungshemmend.	In den meisten Rezepten dieses Buches enthalten.

Mehr Wissen: Erkenntnisse über Nahrung und Immunsystem

In den letzten beiden Jahrzehnten erfolgten zahlreiche Studien, die den günstigen Einfluss von Selen auf das Immunsystem zeigen. Auch die Forschungen über den therapeutischen, hoch dosierten Einsatz von Vitamin C und Knoblauchextrakten zur Stärkung der Abwehrkräfte bei Erkrankungen, die das Immunsystem extrem fordern und belasten, wie Krebs oder AIDS, schreiten mit einigen guten Ergebnissen voran. Solche Studien hier in Kurzform aufzulisten, brächte mehr Verwirrung als Nutzen, daher sind hier nur zwei Studien aufgeführt, die zum einen Vitamine und Mineralstoffe allgemein und zum anderen das Vitamin B_6 betreffen.

Studie der Memorial University of Newfoundland, Kanada, 1992:
Die Verabreichung von Präparaten mit einer maßvollen Menge an Vitaminen und Mineralstoffen verbesserte verschiedene Immunfaktoren und senkte das Infektionsrisiko bei einer Gruppe älterer Menschen. Das Infektionsrisiko war nur halb so hoch wie bei der Kontrollgruppe, die nur Placebos verabreicht bekam. (Quelle: Chandra, R. K.: *Lancet.* 340, S. 1124–1127, 1992)

Studie des Nutritional Immunology Laboratory, USDA (Zentrum für Ernährungsforschung), Tufts University, Boston, USA, 1993:
Ein Mangel an Vitamin B_6 beeinträchtigt das Immunsystem, wobei unter anderem die Produktion von Antikörpern sowie die Reproduktion und Entwicklung der weißen Blutkörperchen

betroffen sind. Ein signifikanter Vitamin-B_6-Mangel wurde bei älteren Menschen mit geschwächtem Immunsystem, bei AIDS-Kranken und bei Menschen mit Rheumatoider Arthritis festgestellt. (Quelle: Rall, L. C. et al.: *Nutr Rev.* 51 (8), S. 217–225, 1993)

Mit Suppen den Blutkreislauf stärken

Der eine oder andere denkt, unser Blutkreislauf dirigiere in erster Linie den Wärmehaushalt. Doch ob wir frieren oder schwitzen, ist letztlich nur ein winziger Teil seiner Aktivitäten angesichts der Tatsache, dass der Blutkreislauf jeden nur erdenklichen Aspekt unserer Gesundheit beeinflusst.

Wenn Hände und Füße nicht richtig durchblutet sind, fühlen sie sich kalt an. Weicht das Blut zum Beispiel ganz aus Fingern oder Zehen, sterben sie ab. Vergleichbares passiert mit anderen Teilen unseres Körpers. Werden die Ohren mit ihren differenzierten inneren Mechanismen nicht ausreichend mit Blut versorgt, entstehen Schäden, die mit Taubheit enden können. Bei mangelnder Durchblutung des Gedächtniszentrums unseres Gehirns kommt es zu Gedächtnisverlust und im schlimmsten Fall zur Alzheimer-Krankheit. Funktioniert die Blutversorgung unseres Herzmuskels nicht, lässt sich gleich eine ganze Reihe von Folgen aufführen, von Herzrasen bis Herzinfarkt. Kurz gesagt: Kein einziges Eckchen unseres Körpers funktioniert ohne ausreichende Blutversorgung – und dafür ist der Blutkreislauf zuständig.

Das Blut transportiert Sauerstoff sowie Nährstoffe durch die Arterien und das weit verzweigte Kapillarnetz aus Tausenden und Abertausenden winzigen Blutgefäßen, die diese kostbare Fracht an jede einzelne Zelle des Gewebes liefern. Keine unserer Zellen, seien es die der Leber, des Herzens, der Nieren, der Muskeln, der Nerven, des Gehirns oder der Augen, können ohne Sauerstoff überleben. Sterben Zellen ab, merken Sie das in der Regel gar nicht, weil die Zellen »stillschweigend« ersetzt werden. Doch stockt die Sauerstoffversorgung über einen längeren Zeitraum, sterben immer mehr Zellen ab, durch den Sauerstoffmangel fällt die Ersatzproduktion aus. Die gesundheitlichen Folgen bekommen Sie nun garantiert – von zu Fall zu Fall mehr oder weniger stark – zu spüren.

Was Ihrem Blutkreislauf schadet

Viele Menschen wissen, dass sich an den Wänden der Herzkranzgefäße, die das Herz mit Blut versorgen, Cholesterin ablagern kann. Wird dieser Belag zu dick, behindert er den Blutfluss. Infolgedessen bekommen die Zellen des Herzmuskels zu wenig Sauerstoff. Anfangs spürt man noch nicht so viel davon, zumindest solange man sich im Ruhezustand befindet. Doch schon bald machen sich zum Beispiel beim Treppensteigen ein Gefühl der Enge und Beklemmung sowie Schmerzen in der Brust bemerkbar – der Arzt diagnostiziert: Angina Pectoris. Verengen sich die Blutgefäße noch mehr, rufen schon ein paar Stufen diese Beschwerden hervor.

Der Arzt verschreibt Medikamente, die unter anderem gefäßerweiternd und -entkrampfend wirken und die Schlagfrequenz des Herzens senken. Zu den Nebenwirkungen zählen Frieren und depressive Stimmungen; bei Männern kann Impotenz auftreten.

Viele Betroffene fragen sich, wie solche Medikamente überhaupt heilen können. Das tun sie auch nicht, sie helfen nur, mit der Erkrankung zurechtzukommen. Trotzdem dürfen diese Medikamente auf keinen Fall ohne Rücksprache mit dem Arzt abgesetzt werden! Über die verschiedenen möglichen Behandlungsmethoden, zu denen auch die Bypass-Operation zählt, entscheidet der Arzt gemeinsam mit seinem Patienten.

Cholesterin

Überholt ist die immer noch weit verbreitete Meinung, Cholesterin, das der Körper aus der Nahrung aufnimmt, verstopfe die Arterien und verursache so einen Herzinfarkt. Aus lauter Angst davor achten manche Menschen geradezu panisch auf eine cholesterinarme Nahrung, verbannen Eier, Leber und Meeresfrüchte von ihrem Speiseplan. Ja, sie fürchten sogar, das bisschen in manchen Speiseölen enthaltene Cholesterin könne sie zumindest an den Rand eines Herzinfarkts bringen.

Moderne Ernährungsexperten sehen im gelegentlichen Verzehr von einem Ei oder einem Stück Leber kein Problem. Genau genommen richtet das Cholesterin, das in der eigenen Leber produziert wird, die diversen Schäden an. Das ebnet aber keineswegs jeder Nahrung den Weg, denn vier Faktoren treiben den Cholesterinspiegel tatsächlich nahrungsbedingt in bedenkliche Höhen:

- im Übermaß genossene Nahrungsmittel mit einem hohen Gehalt an gesättigten Fettsäuren,

- im Übermaß genossene Nahrungsmittel und Getränke mit einem hohen Zuckergehalt,

- ein Mangel an ballaststoffreicher Nahrung,

- ein zu geringer Verzehr von Blattgemüse und frischen Kräutern.

Gesättigte Fette und Transfette

Wenn Sie zu viel gesättigte Fette, wie sie in Fleisch und manchen Milchprodukten (Butter, viele Margarinesorten) zu finden sind, verzehren, kann Ihr Cholesterinspiegel ganz schön in die Höhe klettern und Ihr Blut arterienverstopfend »verkleben«. In gleicher Weise agieren Transfette, die bei der industriellen Verarbeitung, zum Beispiel beim künstlichen Härten von Fetten, entstehen. Die meisten gesättigten Fette treten in Kostüm und Maske auf, gut versteckt in Kuchen, Keksen und anderem Gebäck, in Schokolade, Eiscreme, süßen Desserts, in Frittiertem, in Burgers, Sahnesaucen, Dips, Wurst und Käse. Häufig machen die unsichtbaren Fette 50 bis 70 Prozent des Kaloriengehalts solcher Nahrungsmittel aus. Diese so genannten versteckten Fette schaffen also die komplexen Probleme. Wenn es Ihnen gelingt, diese Übeltäter im Auge zu behalten und nur in geringem Umfang zu verzehren, dürfen Sie sich getrost weiterhin die Butter auf Ihrem Frühstückstoast schmecken lassen.

Zu viel Zucker in Nahrungsmitteln und Getränken

Dass Zucker den Insulinspiegel erhöht, habe ich schon erwähnt (siehe »Das Dickermacher-Hormon, Seite 25). Warum aber fördert ein hoher Insulinspiegel die Gewichtszunahme und Wassereinlagerungen? Weil er den Blutfett-/Cholesterinspiegel ansteigen lässt und infolgedessen auch der Blutdruck in die Höhe schnellt. Sie können so fettarm essen, wie Sie wollen, wenn Sie weiterhin regelmäßig zuckerhaltige Nahrungsmittel, Softdrinks und mehrmals am Tag gesüßten Tee und Kaffee zu sich nehmen, bleiben sowohl Ihr Cholesterinspiegel als auch Ihr Blutdruck hoch, was zu den genannten Problemen führt.

Ballaststoffmangel

Ballaststoffe verhelfen zu regelmäßigem Stuhlgang. Wenn Sie nicht täglich das »große Geschäft« verrichten, gelangen die von der Leber produzierten Gallensalze, die von der Gallenblase in den Darm freigesetzt werden, um die Verdauung zu unterstützen, über die Darmschleimhaut ins Blut. Von dort wandern sie wieder in die Leber zur Umwandlung in Cholesterin. Wasserlösliche Ballaststoffe, wie sie in Hafer und Hülsenfrüchten enthalten sind, binden die Gallensalze, sodass sie mit dem Stuhl ausgeschieden werden. Dies hilft, einem zu hohen Cholesterinspiegel vorzubeugen.

Zu wenig Blattgemüse

Grünes Blattgemüse bildet die beste Quelle für ein wichtiges B-Vitamin: die Folsäure. Viele Menschen wissen inzwischen, dass sie ein fehlerhaftes Gen besitzen, das für einen ungewöhnlich hohen Bedarf an Folsäure verantwortlich ist. Wird dieser Bedarf nicht gedeckt, kann das zu den Aminosäuren zählende Homocystein nicht so abgebaut werden, wie es sein sollte. Die Folge: Der Cholesterinspiegel steigt in bedrohliche Höhen.

Ich kenne Menschen, die verzweifelt versuchen, jede Spur von Fett aus ihrer Nahrung fernzuhalten. Eine fettarme Ernährung bringt in der Tat Vorteile, doch eine völlig fettfreie schadet beträchtlich. Jeder Mensch muss mit seiner täglichen Nahrung ausreichend Fett in Form von essenziellen, also mehrfach ungesättigten Fettsäuren zu sich nehmen. Nicht das Fett an sich ist das Problem, sondern das Homocystein, denn sonst würden sich manche Menschen nicht wundern, warum sie trotz ihrer soliden Ernährung – fett- und zuckerarm, viel Gemüse – immer noch einen hohen Cholesterinspiegel haben.

Zur Senkung eines erhöhten Homocysteinspiegels muss man große Mengen an Nahrungsmitteln verspeisen, die Folsäure und ihre Mitstreiter, die Cofaktoren Vitamin B_6 und B_{12}, enthalten. Um auf der sicheren Seite zu sein, ist es im akuten Fall sinnvoll, täglich ein Vitamin-B-Komplex-Supplement einzunehmen.

In den einfachen, routinemäßigen Blutuntersuchungen ist das Messen des Homocysteinspiegels in der Regel nicht inbegriffen. Da Homocystein jedoch inzwischen als eigenständiger Risikofaktor für Arteriosklerose und koronare Herzerkrankungen gilt, lassen immer mehr Ärzte bei Patienten mit hohem Cholesterinspiegel den Homocysteinspiegel testen. Sind die Werte erhöht – obwohl es in der Ernährung des Betroffenen nicht an Obst und Gemüse mangelt –, kann ein Nahrungsergänzungsmittel (Supplement), das Folsäure und andere B-Vitamine enthält, Abhilfe schaffen.

Bluthochdruck

Ein anderes sehr bekanntes Problem, das den Blutkreislauf betrifft, ist der Bluthochdruck: Zu den möglichen Ursachen für einen zu hohen Blutdruck zählen zum Beispiel folgende Faktoren:

- Die Arterienwände sind zu steif, zu unelastisch – verursacht durch eine zu hohe Zufuhr an gesättigten Fetten und einen Mangel an mehrfach ungesättigten Fettsäuren.

- Die Arterien sind zu eng – verursacht durch starke Cholesterinablagerungen an den Arterienwänden.

- Das Blutvolumen ist zu groß – verursacht durch Wassereinlagerungen, die auf einem zu hohen Konsum von Salz und Zucker basieren.

- Das Blut ist zu »klebrig« – verursacht durch Rauchen oder einen zu hohen Verzehr von gesättigten Fetten.

Bluthochdruck belastet das Herz sowie die Nieren und erhöht das Herzinfarktrisiko. Im akuten Fall reicht eine Ernährungsumstellung allein nicht aus. Ein zu hoher Blutdruck muss unbedingt ärztlich behandelt werden. Die vom Arzt verschriebenen Medikamente darf man keinesfalls auf eigene Faust absetzen, auch wenn sich Nebenwirkungen, wie zum Beispiel Depressionen oder ein starker Mineralstoffverlust, zeigen!

Herzkrämpfe

Nicht alle Herzattacken beruhen auf verengten oder verstopften Arterien. Ich erinnere mich an einen Pressebericht über einen jungen Mann, der mit 25 an einem Herzinfarkt starb. Wie sich herausstellte, hatte er täglich mindestens drei Liter Milch getrunken, weil man ihm gesagt hatte, dass das gut für ihn wäre. Persönlich kenne ich zwei Männer, die mit allen Anzeichen eines Herzinfarkts in die Klinik eingeliefert wurden – der eine war zu dem Zeitpunkt 22 Jahre alt, der andere in den Fünfzigern. Nach eingehenden Untersuchungen erklärten die Ärzte beiden Männern, dass ihre Arterien vollkommen in Ordnung seien und es sich um eine durch Stress ausgelöste »Panikattacke« handle. Doch nachweisbar stand weder der eine noch der andere unter Stress!

Wenn man sich in der medizinischen Fachliteratur genauer umsieht, trifft man auf den Begriff »Herzkrämpfe« samt Beschreibung der fatalen Folgen. Ein Herzkrampf tritt als ein enormer stechender Schmerz in der Brust auf, der einem den Atem raubt und schier zur Bewegungsloskeit verdammt. Ähnlich wie beim Herzinfarkt wird bei diesen Krämpfen der Blutfluss zum Herzen blockiert. Auslöser ist aber kein Arteriendefekt, sondern ein Ungleichgewicht des Kalzium-Magnesium-Verhältnisses.

Viele Menschen verzehren überwiegend magnesiumarme Nahrungsmittel, während sie gleichzeitig Milchprodukte, die kalziumreich, aber magnesiumarm sind, in stattlicher Menge zu sich nehmen. Der Magnesiummangel lässt da nicht lange auf sich warten. Die Folgen? Krämpfe, Zuckungen, erhöhte Reizbarkeit und unregelmäßiger Herzschlag. Vor meinem ernährungswissenschaftlichen Studium, als ich die Zusammenhänge noch nicht so genau kannte, litt ich selbst an den Auswirkungen von Magnesiummangel, auch wenn die Symptome nur schwach ausgeprägt auftraten. Ich möchte nicht wissen, wie viele »rätselhafte

Herzanfälle« sich auf Magnesiummangel zurückführen lassen. Insbesondere wenn man bedenkt, dass der Körper das Magnesium bei Stress sehr schnell verbraucht. Ein Jammer, dass manche Ärzte so wenig über Ernährung wissen, dass sie an solche Zusammenhänge gar nicht denken.

Um Herzkrämpfen und anderen Mangelerscheinungen vorzubeugen, sollten Sie jeden Tag magnesiumreiche Nahrung verzehren, das heißt frisches Gemüse (vor allem Blattgemüse), Nüsse, Sonnenblumenkerne, Haferflocken und Vollkornbrot.

Durchblutungsstörungen

Bisher ging es überwiegend darum, welche Probleme in den Arterien auftreten können. Doch nun gehen wir einen Schritt weiter: Hauptaufgabe der Arterien ist es, den Mikroblutkreislauf mit Blut zu versorgen, jenes Netzwerk aus winzigen Blutgefäßen, den Kapillaren (auch Haargefäße genannt), die Sauerstoff und Nährstoffe direkt zu den Zellen bringen.

Jedes Gewebe des Körpers wird von einem Kapillarnetz durchzogen. Jede Kapillare ist etwa ein Millimeter lang und mit bloßem Auge kaum zu erkennen. Keine Körperzelle liegt mehr als 0,1 Millimeter von einer Kapillare entfernt. Die Kapillare ist röhrenförmig, und ihre Gefäßwand besteht aus Zellen, deren durchlässige Struktur einen Stoffaustausch zwischen Blut und Gewebezellen ermöglicht. Dabei dringt aus den Kapillaren eine mit Sauerstoff und Nährstoffen beladene Flüssigkeit in die Gewebeflüssigkeit, die sich in den Zellzwischenräumen befindet und jede Gewebezelle umspült. Aus diesem »Bad« holen sich die Zellen, was sie an Sauerstoff und Nährstoffen brauchen. Und dorthin geben sie auch ihre Abfallprodukte ab, die dann von den Kapillaren aufgenommen werden. Für die Entsorgung von allem Überflüssigen ist das lymphatische System zuständig.

Verengt oder verstopft sich nun eine Arterie, kommt es zu einer Unterversorgung der Kapillaren, sodass die Zellen im wahrsten Sinn des Wortes verhungern. Je nachdem, welches Kapillarnetz von der mangelnden Durchblutung betroffen ist – das der Muskeln, Augen, Ohren und so weiter –, entsteht in dem unterversorgten Bereich ein Schaden. Dieser schleicht sich leider meist still und leise ein, sodass wir die Schädigung häufig nicht rechtzeitig bemerken. In manchen Fällen klingeln die Alarmglocken heftig: Sind die Beine nicht einwandfrei durchblutet, meldet sich der Schmerz. Bei Männern mit hohem Cholesterinspiegel (und demzufolge vielen Ablagerungen) können erektile Dysfunktionen (bis zur Impotenz) auftreten. Doch besonders heimtückisch sind Durchblutungsstörungen im Gehirn, die vermeintlich »urplötzlich« zum Schlaganfall führen können.

Beeinträchtigte Blutgefäße

Probleme mit dem Mikroblutkreislauf können sich auch entwickeln, wenn die Kapillarwände zu schwach und zu durchlässig werden. Dies kann bei Menschen, die zu wenig Obst und Gemüse essen, passieren, denn die Flavonoide dieser Nahrungsmittel sind unerlässlich für die Gesunderhaltung unseres Kapillarsystems.

Wenn dem Körper nicht ausreichend Flavonoide zugeführt werden, entlassen die Kapillaren zu viel Flüssigkeit in die Zellzwischenräume. Außerdem können sie die »benutzte«, mit Abfallprodukten beladene Flüssigkeit nicht wieder aufnehmen – das lymphatische System versucht zwar, sie wegzuschaffen, ist aber bald überfordert. Das Ergebnis: Flüssigkeitsansammlungen in den Geweben, gepaart mit einer trägen Blutversorgung. Krampfadern zählen zu den häufigen Symptomen. Frauen mit Flavonoidmangel bluten während der Menstruation besonders stark, weil das geschwächte Kapillarnetz der Gebärmutter zu viel Blut abgibt.

Am meisten leiden die Kapillaren im Gehirn, in den Augen und den Ohren unter dem Mangel an Flavonoiden. Was die Zufuhr von Flavonoiden ausmacht, zeigen Dutzende Studien, bei denen älteren Menschen Blaubeerextrakte und Ginkgo Biloba als Nahrungsergänzungsmittel verabreicht wurden, um die Blutversorgung des Gehirns zu fördern. Mit Erfolg! Die Wirksamkeit dieser Supplemente bei Sehbeschwerden und Senilität basiert auf ihrem extrem hohen Flavonoidgehalt.

Powerzutaten für Suppen, die Ihrem Blutkreislauf guttun

Um Ihr Herz zu schützen und Ihren Blutkreislauf zu unterstützen, sollten Sie täglich mindestens einen Teller Suppe verzehren, die Sie mit einigen der aufgeführten Zutaten gekocht haben. Ein guter Einstieg sind: Fruchtsuppe mit gebackenen Früchten, Cashewkernen und Zimt (Suppe Nr. 3), Asiatische Linsensuppe (Suppe Nr. 45) und Pikanter Kartoffelsuppentopf mit Lachs (Suppe Nr. 53).

Der nachfolgende Überblick listet die Zutaten für die Powersuppen auf, die Ihrem Blutkreislauf guttun, und erklärt ihren
Nutzen. Unter dem Stichwort »Powersuppe/Nummer« stehen
die Nummern der Suppenrezepte, die Sie im Kapitel »Suppenrezepte – gesunde Nahrung genießen« wiederfinden.

Powerzutaten	Inhaltsstoffe/Nutzen	Powersuppe/ Nummer
Ananassaft	Enthält Enzyme, die helfen, die Cholesterinablagerungen in den Arterien abzubauen.	Kann für jede Fruchtsuppe verwendet werden
Avocado	Gute Quelle für Vitamin B_6, Vitamin E und einfach ungesättigte Fettsäuren.	2, 15
Blattgemüse	Ausgezeichnete Quelle für Folsäure und Magnesium.	7, 8, 9, 10, 11, 12, 13, 19, 23, 32, 44, 58, 60, 61
Bohnen und Linsen	Reich an Vitaminen des B-Komplexes und wasserlöslichen Ballaststoffen.	7, 9, 25, 30, 34, 35, 40, 43, 45, 47, 49, 52, 58
Cayenne-pfeffer	Stimuliert den Blutkreislauf.	11, 15, 17, 30, 37, 39, 45, 47, 49, 57, 59, 60, 61

Powerzutaten	Inhaltsstoffe/Nutzen	Powersuppe/ Nummer
Erdnüsse	Gute Quelle für die Aminosäure Arginin, die den Blutfluss fördert.	46, 59
Fisch, öliger (zum Beispiel Lachs, Sardinen, Heringe)	Reich an Fettsäuren, die helfen, Blutgerinnseln vorzubeugen.	36, 54; kann zu jeder würzigen Suppe gegessen werden
Früchte, dunkelrote, blaue, purpurfarbene, wie Brombeeren, Heidelbeeren, Kirschen oder blaue Weintrauben	Ausgezeichnete Quellen für Flavonoide.	3, 4
Ingwer	Stimuliert den Blutkreislauf.	6, 8, 11, 25, 38, 44, 48, 49, 53, 60
Knoblauch	Hilft, den Cholesterinspiegel zu senken.	8, 9, 11, 12, 14, 28, 39, 43, 45, 47, 49, 50, 51, 55, 56, 57, 60
Leber	Ausgezeichnete Quelle für Folsäure und Vitamin B_{12}.	8

Powerzutaten	Inhaltsstoffe/Nutzen	Powersuppe/ Nummer
Leinöl	Gute Quelle für mehrfach unge-sättigte Fettsäuren.	7, 25; Sie können jeder Suppe einen Esslöffel voll hinzufügen
Mandeln	Gute Quelle für Arginin, Ma-gnesium und Vitamin E sowie einfach ungesättigte Fettsäuren (ähnlich wie die von Olivenöl).	1, 2, 14
Olivenöl	Reich an mehrfach ungesät-tigten Fettsäuren.	In den meisten Rezepten dieses Buches enthalten
Orangensaft	Gute Quelle für Vitamin C und Folsäure.	Kann für jede Fruchtsuppe verwendet werden
Paranüsse	Gute Selenquelle.	2
Samen, Nüsse (Sonnenblu-menkerne, Se-samsamen und so weiter)	Reich an Arginin, Magnesium, Vitamin E, einfach sowie mehr-fach ungesättigten Fettsäuren.	1, 2, 3, 5, 7, 14, 49, 51
Sojaprodukte (Sojamilch, Tofu, Sojamehl, Soja-sauce, Miso)	Trägt wirksam zur Senkung des Cholesterinspiegels bei.	12, 33, 36, 39, 41, 44, 47, 51

139

Powerzutaten	Inhaltsstoffe/Nutzen	Powersuppe/ Nummer
Zitrusfrüchte	Gute Quelle für Vitamin C und Flavonoide.	2, 8, 15, 16, 29, 45, 47, 48, 49, 51, 52, 58, 60, 61
Zitruszesten (feine Streifen der Schale von Zitrone oder Orange)	Gute Quelle für Flavonoide.	1, 16, 29, 45, 47, 57

Mehr Wissen: Erkenntnisse über Nahrung und Blutkreislauf

Forschungsergebnisse der USDA (Zentrum für Ernährungsforschung), Boston, USA, 2004: Bis vor kurzem konzentrierte man sich bei der Vorbeugung von koronaren Herzerkrankungen auf die Reduzierung von Nahrungsfetten. Doch fettarme Produkte sind nicht immer hilfreich, da manche Hersteller Fette durch raffinierte Kohlenhydrate ersetzen. Wirksam vorbeugend sind dagegen die Inhaltsstoffe von Obst und Gemüse, wobei Folsäure, die Vitamine B_6, B_{12}, E und C, Flavonoide und Phytoöstrogene einen besonders hohen Wert besitzen, ebenso Oliven- und Fischöl. Für die Vorbeugung von Herzerkrankungen ist ein Überdenken der bisher empfohlenen täglichen Zufuhrmenge nötig. (Quelle: Tucker, K. L.: *Curr Treat Options Cardiovasc Med.* 6 (4), S. 291–302, August 2004)

Studie der Boston University School of Medicine, USA, 2004: Die Wissenschaftler sammelten im Rahmen einer großen Studie Daten von 4466 Personen, deren Verzehr von Obst und Gemüse berechnet und mit den individuellen LDL-Werten (LDL = »schlechtes« Cholesterin) abgeglichen wurde. Das Ergebnis erbrachte: Je höher der Konsum an Obst und Gemüse, desto niedriger war der Spiegel des »schlechten« Cholesterins. (Quelle: Djousse, L. et al.: *Am J Clin Nutr.* 79 (2), S. 213–217, 2004)

Studie der Universität Wagingen, Institut für Ernährungswissenschaft und Epidemiologie, Niederlande, 2004: In den Mittelmeerländern basiert die Nahrung auf Olivenöl (die Hauptfettquelle), Obst und Gemüse, Getreideprodukten, Fisch, Hülsenfrüchten in Kombination mit geringen Fleischmengen und etwas Wein zu den Mahlzeiten. Insgesamt betrachtet, enthält die Nahrung wenig gesättigte Fette; sie ist reich an mehrfach ungesättigten Fettsäuren, Antioxidantien (vor allem Vitamin C und Vitamin E) und Folsäure. Außerdem ist sie ballaststoffreich. Im Durchschnitt erfreuen sich die Bewohner der mediterranen Länder guter Gesundheit; die Rate tödlich verlaufender Krankheiten wie Herz- und Krebserkrankungen ist niedrig. An Herzpatienten testete man die traditionelle Ernährungsweise der Insel Kreta, wobei die Todesrate infolge Herzinfarkt und anderer Ursachen im Vergleich zu Personen mit Standardernährung um 70 Prozent sank. (Quelle: Kok, F. J. et al.: *Eur J. Nutr.* 43, Suppl. 1,I, S. 2–5, März 2004)

Forschungsergebnisse der Universität Ulm, Institut für Neurologie, 2004: Die Rate der Demenzkranken steigt bei den über 65-Jährigen rasant an. Damit kommt auf die Gesellschaft eine große Bürde zu, wenn nicht bald etwas unternommen wird. Im Gegensatz zur weit verbreiteten Meinung ist eine Vorbeugung möglich. Genetische Faktoren spielen nur bei drei Prozent der Fälle eine Rolle. Die große Bedeutung des Blutkreislaufs wird unterschätzt, weil die Patienten den gestörten Mikroblutkreislauf im Gehirn nicht bemerken. Alle Risikofaktoren der Alzheimer-Krankheit sind jenseits des 65. Lebensjahrs auch Risikofaktoren für den Blutkreislauf, insbesondere für den Mikroblutkreislauf: Apo-E4 (eine Form der Apolipoproteine, die mit der Alzheimer'schen Erkrankung in Verbindung gebracht wird), reduzierter Östrogenspiegel, Insulinresistenz, Diabetes, Bluthochdruck, hoher Cholesterinspiegel, erhöhter Homocysteinspiegel, hohes Alter. (Quelle: Kornhuber, H. H.: *Gesundheitswesen.* 66 (5), S. 346–351, Mai 2004)

Bericht des Kaiser Permanente Center for Health Research, Portland, Oregon, USA, 2003: Bluthochdruck ist einer der wichtigsten und häufigsten Risikofaktoren für Herzerkrankungen und andere chronische Krankheiten. Das Gesundheitsprogramm für Bluthochdruckkranke DASH (Dietary Approaches to Stop Hypertension/Ernährungsempfehlungen, um den Bluthochdruck zu stoppen) empfiehlt neben einer gesunden Lebensweise eine Ernährung, die sehr viel Obst und Gemüse sowie fettarme Milchprodukte und generell fettarme Nahrungsmittel umfasst. Große Untersuchungen haben erwiesen, dass sich dadurch der

Bluthochdruck deutlich senken lässt, ebenso der Cholesterin- und Homocysteinspiegel. (Quelle: Craddick, S. R. et al.: *Curr Atheroscler Rep.* 5 (6), S. 484–491, November 2003)

Studie des Clinical Nutrition and Risk Factor Modification Center, St. Michael's Hospital, Toronto, Kanada, 2003: LDL (das »schlechte« Cholesterin) kann durch den regelmäßigen Verzehr von Mandeln gesenkt werden. Dieser günstige Effekt wird auch durch eine Nahrung erreicht, die entweder wenig gesättigte Fette enthält oder reich an wasserlöslichen Ballaststoffen, Sojaproteinen oder Phytosterolen (Bestandteil der pflanzlichen Zellmembran) ist. Die Wissenschaftler vereinten all diese Anforderungen zu einer »Musternahrung«, um ihre Wirkung mit den Ergebnissen früherer Untersuchungen, bei denen Statine (cholesterinsenkende Medikamente) zum Einsatz kamen, zu vergleichen. 25 Personen mit hohen LDL-Werten verzehrten entweder die Musternahrung oder eine fettarme Kost, deren Basis Vollkorngetreide und fettarme Milchprodukte bildeten. Die LDL-Werte sanken bei der Gruppe mit der Musternahrung um 35 Prozent, bei der mit der fettarmen Kost waren es nur zwölf Prozent. Die Wissenschaftler konnten den Schluss ziehen, dass die Musternahrung genauso erfolgreich den Cholesterinspiegel senkt wie die Statine. (Quelle: Jenkins, J. D. et al.: *Metabolism.* 52 (11), S. 1476–1483, November 2003)

Bericht der Boston University School of Medicine, USA; 1996: Vitamin C senkt das Gesamtcholesterin, erhöht das HDL (das »gute« Cholesterin) und senkt den Bluthochdruck. Zahlreiche

Studien haben auch gezeigt, dass Vitamin C die Oxidation von LDL (»schlechtem« Cholesterin) signifikant hemmt, was zur Vorbeugung von Schäden beiträgt, die zu verstopften Arterien (Arteriosklerose) führen. (Quelle: Lynch, S. M. et al.: *Subcell Biochem.* 25, S. 331–367, 1996)

Mit Suppen für gesündere Knochen und Gelenke sorgen

Wenn man jemanden fragt, welche Nährstoffe die Knochen brauchen, kommt seit gut 50 Jahren die Antwort: »Kalzium und Vitamin D.« Alle wissen es, dennoch – und unabhängig davon, dass man inzwischen weitere wichtige Nährstoffe herausgefunden hat – breitet sich die Osteoporose in der westlichen Gesellschaft wie eine nicht zu bremsende Epidemie aus.

Ganz zu schweigen von den Problemen mit den Gelenken, denn hierbei sind Nährstoffe genauso wichtig. Mit dem Wissen von heute gibt es eigentlich keine vernünftige Erklärung, warum sich immer noch 90 Prozent der Menschen über 70 mit Arthritis herumplagen.

Schauen wir uns also an, was es mit der Nährstoffversorgung von Knochen und Gelenken auf sich hat, und was wir mit Hilfe der Suppen zum Besseren wenden können.

Wichtig für Ihre Knochen

Eine der wichtigsten Aufgaben der Knochen ist die Speicherung von Kalzium, damit dieser Mineralstoff unserem Nervensystem ständig griffbereit zur Verfügung steht. Auf Kalziummangel reagiert das Nervensystem extrem empfindlich, was sich zum Beispiel in Muskelkrämpfen zeigt. Sinkt der Kalziumgehalt im Blut, schickt die Nebenschilddrüse (die sich in Ihrer Kehle hinter der Schilddrüse befindet) ein Signal an die Knochen, das besagt: Kalzium ins Blut freisetzen! Den Speicher füllen die Knochen dann wieder mit dem Kalzium aus der Nahrung auf – sofern Ihr Essen genügend Kalzium enthält. Auch wenn über einen längeren Zeitraum Kalziummangel in der Nahrung herrscht, liefern die Knochen weiterhin Kalzium ans Blut, gewissermaßen auf Kredit. Die Bluttests weisen normale Kalziumwerte auf, doch die Knochen werden Zug um Zug demineralisiert, wodurch die Gefahr der Osteoporose bereits am Horizont erscheint. Welche Bedeutung Kalzium für die Knochengesundheit besitzt, dürfte damit klar sein.

Wie die moderne Forschung aufzeigt, reicht die klassische Lösung »jede Menge Milch trinken und/oder ein Kalziumpräparat schlucken« weder als Vorbeugung noch für die Behandlung von Osteoporose aus. Dafür ist – neben anderen Faktoren – das Zusammenspiel eines ganzen Nährstoffbündels nötig.

Vitamin D

Wahrscheinlich wissen Sie, dass Vitamin D (das Hauptvitamin von Lebertran) für die Knochen wichtig ist und der Rachitis vorbeugt. Diese auch als Knochenerweichung bezeichnete Mangelerkrankung äußert sich durch Knochenverkrümmungen und ist im nördlichen Europa noch immer eine gefürchtete Kinderkrankheit (die entsprechende bei Erwachsenen auftretende Stoffwechselstörung heißt Osteomalazie). Warum gerade Nordeuropa? Weil das hier entscheidende Vitamin D ein »Sonnenvitamin« ist. Das bedeutet: Gelangt genügend Sonnenlicht an die Haut, kann der Körper selbst Vitamin D herstellen.

Eine ausreichende Vitamin-D-Versorgung spielt das ganze Leben lang für die Knochen (und die allgemeine Gesundheit) eine ausschlaggebende Rolle. Dieser Nährstoff ist ein wichtiger Faktor für die reibungslose Aufnahme aller Mineralstoffe (nicht nur von Kalzium) über unser Verdauungssystem. Bei Kindern ruft ein Vitamin-D-Mangel Knochenverkrümmungen hervor, die von Rückgratverkrümmungen über Schädelverformungen bis hin zu den O-Beinen reichen. Später beeinträchtigt ein Mangel den Erhalt sowie die Stärke und Dichte der Knochen so erheblich, dass sie leichter brechen und ständig Schmerzen bereiten können.

Welche Chance hat man noch, an ausreichend Vitamin D zu gelangen und einer Osteoporose vorzubeugen, wenn man in sonnenarmen Breitengraden lebt, kaum vor die Tür kommt und keinen Lebertran schluckt? Vor 40 Jahren konnte noch Milchtrinken helfen, weil es damals nur Vollfettmilch gab und das Milchfett etwas Vitamin D enthielt. Doch heute kaufen wir überwiegend entfettete Milch. Eine ausgezeichnete Quelle für Vitamin D ist öliger Fisch, wie zum Beispiel Hering, Sardine und Makrele, den aber leider viele Menschen nicht regelmäßig verzehren.

Vitamin K

Nehmen wir einmal an, Sie versorgen sich mit genügend Kalzium und Vitamin D. Bleiben Ihre Knochen dann bis ins hohe Alter gesund und stabil? Nicht unbedingt, denn in den letzten Jahren rückte Vitamin K in den Fokus der »Knochenforscher«. Bisher ging man davon aus, dass die Bakterien in unserem Darm alles Vitamin K, was wir brauchen, produzieren können. Doch das scheint nicht ganz zu stimmen, da dieses Vitamin nicht absorptionsfähig ist.

Was macht Vitamin K, wenn Kalzium die Knochen stärkt und Vitamin D für die Aufnahme von Kalzium aus der Nahrung sorgt? Es fungiert als »Leim« oder »Magnet«, der das Kalzium an Ort und Stelle hält. Ohne ausreichend Vitamin K würde das Kalzium einfach durchmarschieren, sodass die Knochen den Mineralstoff gar nicht nutzen könnten. Daraus folgt: Auch ein Vitamin-K-Mangel kann die Ursache für Osteoporose sein.

Die besten Quellen für Vitamin K sind Blumenkohl sowie Rosenkohl, Grünkohl und anderes grünes Gemüse. Auch wenn diese Kost nicht jedermanns Sache ist, sollte jeder sie als Chance be- und ergreifen. Immerhin stehen die Knochen auf dem Spiel! Es ist doch so einfach, mit diesen super Vitamin-K-Lieferanten Suppen zu kochen. Warum also ein Risiko eingehen?

Kollagenaufbauende Nährstoffe

Kollagen (ein spezieller Proteintyp) kennen die meisten im Zusammenhang mit der Haut. Aber auch Knochen enthalten Kollagen, das hier unter anderem als Basis dient, an der das Kalzium Halt findet (es lagert sich in den Zwischenräumen der Kollagenfasern ab). Wichtig für die Bildung von Knochenkollagen sind Aminosäuren, Vitamin C, Zink, Kupfer, Mangan und Silizium. Die Flavonoide von dunkelblauen und purpurfarbenen Beeren sind bekannt dafür, dass sie viel zur Kollagenstabilisierung beitragen.

Fassen wir zusammen: Ohne Kollagen findet Kalzium keinen »Lagerplatz«. Ohne die anderen zuvor beschriebenen Nährstoffe bleiben die Knochen nicht gesund. Oder anders gesagt: Fehlt irgendeiner dieser Nährstoffe in Ihrer Nahrung, steigt das Risiko, an Osteoporose zu erkranken, beträchtlich!

Die Menopause

Da Frauen überwiegend nach dem Eintritt in die Wechseljahre unter Osteoporose leiden, betrachten zahlreiche Ärzte die Hormonersatztherapie als probates Gegenmittel. Dabei gehen viele Schulmediziner stillschweigend davon aus, dass sich ihre Patientinnen nach allen Regeln der ernährungswissenschaftlichen Kunst ernähren, also den Nährstoffbedarf gemäß den offiziellen Richtlinien decken. Schön wär's. Und es wäre äußerst wichtig! Viele Frauen fühlen sich mit der Hormonersatztherapie sicher, weil der Arzt sie ihnen verschrieben hat, auch wenn sie schon von dem damit verbundenen Krebsrisiko gehört haben. Doch je länger diese Therapie währt, umso größer wird dieses fatale Risiko. Noch etwas kommt hinzu: Bricht man die Hormonersatztherapie ab, setzt die Osteoporose sehr schnell ein, wenn die Ernährung mangelhaft war und ist.

Einen großen Teil jener Kosten, die bei der Behandlung der Osteoporose und ihrer Folgen (darunter viele Knochenbrüche) anfallen, könnten wir sparen, wenn nicht so viele Ärzte das Knochenheil allein in der Hormonersatztherapie suchen, sondern ihr Augenmerk stärker auf die Ernährung lenken würden. Wie wissenschaftliche Studien zeigen (siehe »Mehr Wissen: Erkenntnisse über Nahrung und Knochengesundheit«, Seite 158ff.), ist der Östrogenmangel bei Osteoporose nicht das eigentliche Problem. Viele Gesundheitsstörungen, die hauptsächlich nach dem Eintritt in die Wechseljahre auftauchen können, wie degenerative Krankheiten oder Brustkrebs, werden nicht durch zu wenige, sondern durch zu viele Östrogene hervorgerufen. Östrogene werden nicht nur in den Eierstöcken, sondern auch in der Nebenniere und vom Körperfett produziert. Auch Männer bilden geringe Mengen an Östrogenen.

Ich kann jeder Frau, für die Wechseljahresbeschwerden ein Thema sind, nur raten, sich sorgfältig zu informieren und gegebenenfalls eine zweite ärztliche Meinung einzuholen und/oder zu einem Arzt zu gehen, der etwas von Naturheilkunde und Ernährung versteht.

Die in Pflanzen enthaltenen Phytoöstrogene haben sich als vorteilhaft für Frauen in den Wechseljahren erwiesen. Die besten Lieferanten dieser sekundären Pflanzenstoffe sind Sojaprodukte, Salbeiblätter und Natives Olivenöl extra.

»Gift« für Ihre Knochen

- **Bewegungsmangel** öffnet der Osteoporose Tor und Tür. Regelmäßiges Laufen (zum Beispiel Nordic Walking), Spazierengehen in zügigem Tempo, Schwimmen, Aerobic, Tanzen oder Gymnastik beugt nicht nur einer Osteoporose vor, sondern steigert – wie die Forschung zeigt – sogar die Knochendichte.

- **Rauchen** entzieht dem Körper Antioxidantien und führt ein ganzes Bündel höchst ernsthafter Gesundheitsstörungen im Schlepptau. Studien haben gezeigt, dass Rauchen Osteoporose verursachen kann, wobei vor allem die Hüftknochen der Raucher betroffen sind.

- **Übermäßige Proteinzufuhr** übersäuert das Blut. Es ist zu viel, wenn jede Mahlzeit regelmäßig mehr als 100 Gramm Protein enthält. Der Körper muss sich Extraportionen Kalzium aus den Knochen holen, um die Säure zu neutralisieren; dieses Kalzium wird über den Urin ausgeschieden und geht so verloren. (Dies gehört zu den Risiken von kohlenhydratarmen Diäten, wenn man sie über einen längen Zeitraum durchführt.)

- **Zuckerreiche Speisen und Getränke** im Übermaß verursachen einen Verlust von Kalzium, weil sie dessen Ausscheiden über den Urin fördern. Die Gründe dafür sind noch unklar.

- **Zu viele Softdrinks** rufen einen besonders hohen Kalziumbedarf hervor. Die meisten der kohlensäurehaltigen Varianten sind stark phosphorhaltig. Um den Phosphor zu neutralisieren, muss der Körper sehr viel Kalzium aus den Knochen lösen, das dann über den Urin ausgeschieden wird und so verloren geht.

- **Zu viel Salz und Kaffee** fördern das Ausscheiden von Mineralstoffen über den Urin.

- **Zu viel Homocystein** im Blut begünstigt den Vitamin-D-Mangel, der zu einem zu hohen Cholesterinspiegel führt. Diese gefährliche Substanz (siehe »Zu wenig Blattgemüse«, Seite 130f.) spielt mitunter bei der Entstehung der Osteoporose eine Rolle.

Wichtig für Ihre Gelenke

Gelenke sind die von Gelenkbändern gehaltenen, beweglichen Verbindungen unserer Knochen. Gelenkknorpel schützen die Gelenkflächen. Beeinträchtigungen oder der Verlust dieser Gelenkknorpel bilden die Ursache vieler chronischer Gesundheitsstörungen, die direkt oder indirekt mit den Gelenken zusammenhängen.

Vielleicht überrascht es Sie, dass Wasser für die Gelenkknorpel eine Hauptrolle spielt. Es befindet sich in einem zähflüssigen, in hohem Maße absorptionsfähigen Bestandteil der Gelenke: der Gelenkschmiere, die Glucosamin, einen überaus wichtigen Baustein des Knorpels enthält, und nicht nur als Stoßdämpfer fungiert, sondern auch für die Ernährung des Gelenkknorpels sorgt. Der hohe Wassergehalt erklärt sich aus der Tatsache, dass Wasser Stoffe gut aufnehmen kann und wie ein Puffer wirkt.

Entzündungen, Druck oder Reibung beeinträchtigen das Knorpelgewebe in einem Maße, dass die Knorpelflächen schwinden. Ein häufiger Auslöser des Knorpelschwundprozesses ist die Austrocknung beziehungsweise eine zu starke Entwässerung des Körpers, die häufig über lange Zeit unbemerkt verläuft. Und hier stoßen wir auf ein Problem unserer westlichen Gesellschaft, in der häufig zu wenig und vor allem das Falsche getrunken wird. Statt reinem Wasser konsumieren viele Menschen Kaffee, Tee und Alkohol in solch großen Mengen, dass sie entwässernd wirken. Die im Übermaß genossenen Inhaltsstoffe dieser Getränke entziehen dem Körper unbarmherzig Wasser, auch wenn der Austrocknungsprozess schon an allen Ecken und Enden eingesetzt hat.

Die Austrocknung macht vor den Gelenken nicht Halt. Fehlt oder verringert sich in diesem Bereich der flüssige Puffer, wird dem Knorpel seine Lebensgrundlage entzogen, er schwindet dahin, sodass schließlich Knochen auf Knochen stößt, sie reiben aneinander und verschleißen. Einen mit dem Knorpelabbau beginnenden Gelenkverschleiß, der mit der Zeit bis zur Zerstörung eines Gelenks führen kann, nennt man Arthrose.

Eine häufige Ursache für chronische Gelenkentzündungen (Arthritis) sind verschiedene Formen der Nahrungsmittelunverträglichkeit, zum Beispiel vertragen manche Menschen Weizen oder Milchprodukte nicht. Saure Nahrungsmittel, zum Beispiel Zitrusfrüchte, oder auch Nachtschattengewächse wie Kartoffeln, Tomaten oder Paprika machen Arthritiskranken häufig zu schaffen. Zu viel salzige Nahrung erhöht den Histaminspiegel, wodurch die entzündlichen Prozesse begünstigt werden.

Es gibt eine lange Reihe an Arthritisarten, dazu gehört die Rheumatoide Arthritis, die mit dem Vorhandensein von aggressiven Zytokinen zusammenhängt (Näheres über Zytokine kön-

Verhindern Sie eine Austrocknung!
Das A und O für die Gesundheit Ihrer Gelenke ist *Wasser!*
Trinken Sie zwei Liter Wasser pro Tag. Es muss pures Wasser
sein, damit es die optimale Absorptionskapazität hat, um die
im Blut gelösten Abfallstoffe aufzunehmen.

nen Sie im Abschnitt »Vitamin D und Zytokine« nachlesen, siehe
Seite 118f.).

Die medikamentöse Behandlung von Gelenkerkrankungen
konzentriert sich auf die Schmerzlinderung und Entzündungs-
hemmung. Die entsprechenden Medikamente heilen also nicht
und haben zum Teil erhebliche Nebenwirkungen. Die Behandlung von Arthritis ist ein sehr komplexes Gebiet, in dem auch
naturheilkundliche Methoden einen wichtigen Platz einnehmen. Ich kann daher nur jedem Betroffenen raten, sich in die
Hand eines Spezialisten zu begeben, der über den Gartenzaun
der Schulmedizin hinausschaut und für den auch die Ernährung
ein Thema ist. Wenn eine Arthritis zum Beispiel mit schmerz-
haften Wasseransammlungen im Gelenkbereich verbunden ist,
können entwässernde Suppen helfen, diesen Schmerzbringern
entgegenzuwirken (nach Rücksprache mit dem behandelnden
Arzt!). Geeignet dafür sind die Suppen, die in dem Suppenüber-
blick mit einem »W« gekennzeichnet sind (siehe »Die Suppen
im Überblick«, Seite 193ff.). Mit den richtigen Suppen können
Sie für Ihre Gelenke generell eine Menge tun – sowohl im akuten
Krankheitsfall als auch zur Vorbeugung.

Powerzutaten für Suppen, die Ihren Knochen und Gelenken guttun

Um die Behandlung von Knochen- und Gelenkproblemen zu unterstützen oder ihnen vorzubeugen, sollten Sie täglich mindestens einen Teller Suppe verzehren, die Sie mit einigen der aufgeführten Zutaten gekocht haben. Ein guter Start sind: Selleriesuppe mit Bohnen und Petersilie (Suppe Nr. 7), Anti-Aging-Suppe (Suppe Nr. 8) und Brokkolicremesuppe mit Blauschimmelkäse (Suppe Nr. 33).

Der nachfolgende Überblick listet die Zutaten für die Powersuppen auf, die Ihren Knochen und Gelenken guttun, und erklärt ihren Nutzen. Unter dem Stichwort »Powersuppe/Nummer« stehen die Nummern der Suppenrezepte, die Sie im Kapitel »Suppenrezepte – gesunde Nahrung genießen« wiederfinden.

Powerzutaten	Inhaltsstoffe/Nutzen	Powersuppe/ Nummer
Apfelessig	Traditionelles Mittel gegen Arthritis.	14, 39; kann in jede andere würzige Suppe gegeben werden.
Fisch, öliger (zum Beispiel Lachs, Sardinen, Heringe)	Gute Quelle für Vitamin D.	36, 54; kann zu jeder würzigen Suppe gegessen werden.

Powerzutaten	Inhaltsstoffe/Nutzen	Powersuppe/ Nummer
Früchte, dunkelrote, blaue, purpurfarbene, wie Brombeeren, Heidelbeeren, Kirschen oder blaue Weintrauben	Reich an Vitamin C; wirken entzündungshemmend.	3, 4
Gelatine	Unterstützt den Aufbau von Knorpelgewebe.	8 (aus Hühnerkarkasse); handelsübliche Gelatine kann jeder Suppe hinzufügt werden.
Hühnerkarkasse, gekocht	Natürliche Quelle für Glucosamin, das Knorpelgewebe mit Wasser anreichert und die Knorpelzellbildung fördert.	8
Hühnerleber	Reich an Folsäure, Vitamin B_{12}, Eisen und Zink.	8
Ingwer	Wirkt entzündungshemmend.	6, 8, 11, 25, 38, 44, 48, 49, 53, 60

Powerzutaten	Inhaltsstoffe/Nutzen	Powersuppe/ Nummer
Kohl (Rosenkohl, Brokkoli und andere grüne Kohlarten; auch anderes grünes Gemüse)	Reich an Kalzium, Vitamin K sowie an Folsäure, die hilft, den Homocysteinspiegel zu senken.	7, 8, 9, 10, 11, 12, 13, 19, 23, 32, 33, 35, 40, 44, 58, 60, 61
Kurkuma (Gelbwurz)	Wie Forschungen zeigen, wirkt es ähnlich intensiv entzündungshemmend wie der Wirkstoff Phenylbutazon.	8, 30, 45, 48
Milchprodukte (Milch, Käse, Joghurt)	Reich an Kalzium; Butter und Sahne enthalten ein wenig Vitamin D.	1, 2, 4, 5, 6, 12, 15, 19, 28, 33, 34, 54, 56
Samen, Nüsse (Sonnenblumenkerne, Sesamsamen, Mandeln)	Reich an Kalzium, Magnesium und Zink.	1, 2, 3, 5, 7, 14, 49, 51
Sellerie	Hilft, Wassereinlagerungen abzubauen und Entzündungen zu lindern.	7, 23, 43, 55, 57
Zwiebel	Enthält Quercetin, das entzündungshemmend wirkt.	In den meisten Rezepten dieses Buches enthalten.

157

Mehr Wissen: Erkenntnisse über Nahrung und Knochengesundheit

Studie der University of Aberdeen, Großbritannien, 2004: Im Zusammenhang mit der Menopause lässt bei vielen Frauen die Knochendichte nach. An dieser Studie nahmen 891 Frauen teil, die zu Beginn der Studie im Alter zwischen 45 und 55 waren und deren Ernährung und Knochendichte in den darauffolgenden sieben Jahren kontrolliert wurden. Bei den Teilnehmerinnen, die in dieser Zeit die größte Menge an Obst, Gemüse und kalziumreicher Nahrung verzehrt hatten, verringerte sich die Knochendichte langsamer als bei den Frauen, die das meiste Fett konsumiert hatten. (Quelle: Macdonald, H. M. et al.: *Am J Clin Nutr.* 79 (1), S. 155–160, Januar 2004)

Untersuchungen der University of Southern California und dem Orthopedic Hospital, Los Angeles, USA, 2004: Magnesiummangel erhöht das Osteoporoserisiko. Gemäß den Untersuchungen des amerikanischen Landwirtschaftsministeriums lässt die durchschnittliche tägliche Magnesiumzufuhr darauf schließen, dass sehr viele Menschen von Magnesiummangel bedroht sind, insbesondere wenn erschwerende Faktoren hinzukommen, die durch einen erhöhten Magnesiumbedarf den Magnesiumstatus des Betroffenen verschlechtern; solche Faktoren sind zum Beispiel die Einnahme von Medikamenten. (Quelle: Rude, R. K. et al.: *J Nutr Biochem.* 15 (12), S. 710–716, Dezember 2004)

Untersuchungen des Instituts für Sportmedizin an der Medizinischen Hochschule Keio, Tokio, Japan, 2003: In Japan gilt die Behandlung mit Vitamin D3 (der Vitamin-D-Form, die sich in Lebertran findet) als bewährte Methode, die Frauen nach der Menopause hilft, die Knochendichte zu erhalten und Wirbelsäulenfrakturen vorzubeugen. Vitamin K unterstützt zahlreiche Körperfunktionen, die eine Knochenregeneration fördern. Es hat sich gezeigt, dass Vitamin K hilft, die Knochendichte im Bereich des unteren Rückens zu erhalten und Knochenbrüchen bei Osteoporosepatienten vorzubeugen. Bei nicht ausreichender Versorgung mit Vitamin D3 verliert Vitamin K an Wirksamkeit. Daher waren Behandlungen, bei denen nur das eine oder das andere Vitamin verabreicht wurde, zum Teil erfolglos. Die Wissenschaftler glauben, dass die kombinierte Anwendung der beiden Vitamine die altersbedingte Verschlechterung des Knochenzustands umkehren kann. (Quelle: Iwamoto, J. et al.: *Heio J Med.* 52 (3), S. 147–150, September 2003)

Forschungsergebnisse der University Memphis Center for Community Health, Tennessee, USA, 2001: Die Auswertung von 86 Studien mit insgesamt 40 753 Teilnehmern ergab, dass Raucher eine wesentlich niedrigere Knochendichte haben als Nichtraucher. Bei den aktiven Rauchern war vor allem die Knochendichte der Hüftknochen um ein Drittel niedriger als bei Personen, die niemals geraucht hatten. (Quelle: Ward, K. D. et al.: *Calcif Tissue Int.* 68, S. 259–270, 2001)

Beitrag im Journal of Nutritional and Environmental Medicine, 1998: Ein hoher Gehalt an Homocystein im Blut (häufig bedingt durch einen Mangel an Vitaminen des B-Komplexes) zählt zu den Hauptursachen der Osteoporose. (Quelle: McLaren-Howard, J. et al.: *Journal of Nutritional and Environmental Medicine.* 8, S. 129–138, 1998)

Studien der Creighton University, Omaha, Nebraska, USA, 1995: Es wurden 560 Kalziumstudien mit 190 Frauen im Alter zwischen 34 und 69 analysiert. Dabei stellten die Wissenschaftler fest, dass bei einem Konsum von 177,5 Millilitern Kaffee zusätzlich 40 Milligramm Kalzium zugeführt werden müssen, allein um das Kalziumgleichgewicht aufrechtzuerhalten. (Quelle: Barger-Lux, M. J. et al.: *Osteoporos Int.* 5 (2), S. 97–102, 1995)

Studie der University of California (Biologisches Institut in San Diego), USA, 1994: An der Studie nahmen 59 gesunde Frauen in den Wechseljahren teil, die zwei Jahre lang täglich ein Supplement einnehmen mussten. Gruppe eins bekam nur Kalzium, Gruppe zwei eine Kombination aus Kalzium, Zink und Kupfer, Gruppe drei erhielt ein Placebo. Im Verlauf der beiden Jahre wurden die Knochen aller Teilnehmerinnen regelmäßig untersucht. Die Ergebnisse ergaben: Verglichen mit dem Placebo brachte das Kalziumsupplement keinen Nutzen. Bei der Gruppe mit der Kombination aus Kalzium, Zink und Kupfer zeigte sich eine wesentlich geringere Knochenverlustrate als bei den anderen. (Quelle: Strause, L. et al.: *J Nutr.* 124 (7), S. 1060–1064, 1994)

Studie der Hôpital Edouard Herriot, Lyon, Frankreich: Bei 51 älteren Frauen mit Hüftknochenfrakturen war der Vitamin-K-Gehalt im Blut deutlich niedriger als bei Frauen mit gesunden Knochen. Bei vielen der 51 Frauen lag der Vitamin-K-Spiegel im nicht messbaren Bereich. Daraus schlossen die Wissenschaftler, dass ein Vitamin-K-Mangel ältere Frauen dem Risiko aussetzt, sich die Hüftkochen zu brechen. (Quelle: Hodges, S. J. et al.: *J Bone Miner Res.* 8 (10), S. 1241–1245, 1993)

Studie des Garvan Institute of Medical Research, Sydney, Australien, 1988: Bei 159 Frauen im Alter zwischen 23 und 75 wurde die Zufuhr von 14 Nährstoffen gemessen und in Bezug auf die Knochendichte analysiert. Eine hohe Kalziumzufuhr schien diesbezüglich keine besondere Wirkung zu erzielen. Die besten Werte bei der Knochendichte hatten die Frauen, bei denen die höchste Zufuhr an Magnesium, Zink und Kupfer gemessen wurde. (Quelle: Angus R. M. et al.: *Bone Miner.* 4 (3), S. 265–277, 1988)

Mit Suppen den Hormonhaushalt im Gleichgewicht halten

Wie wirkt sich unsere Nahrung auf unsere Hormone aus? Mit dieser Frage beschäftigt sich seit geraumer Zeit die medizinische Forschung. Die Ergebnisse gehören zum Spannendsten, was die Welt der Wissenschaft zu bieten hat. Hormone ziehen die Fäden in unserem Körper, sie steuern Stoffwechsel, Wasserhaushalt, Fortpflanzung, Stimmung, Gefühle und vieles mehr. Während der Pubertät wirken sie sich sogar drastisch auf unser Äußeres aus.

Hormone sind komplexe Proteingebilde, für deren Produktion Ihr Körper Vitamine und Mineralstoffe benötigt. Herrscht in Ihrer Nahrung Mangel an einigen dieser Nährstoffe, oder kann Ihr Körper sie nicht optimal aufnehmen, gerät Ihr Hormonhaushalt ins Wanken. Und das kann ein ganzes Bündel gesundheitlicher Probleme mit sich bringen, die vom Chronischen Müdigkeitssyndrom (CFS) über das Prämenstruelle Syndrom (PMS) bis hin zu Unfruchtbarkeit und Diabetes reichen.

Suppen helfen, all den Drüsen, die Hormone produzieren, die benötigten Nährstoffe zu verschaffen. Wenn Sie besonders nährstoffreiche Zutaten, zum Beispiel Gemüsesäfte, hinzufügen, können Sie Ihre Vitamin- und Mineraliengaben leicht verdoppeln oder verdreifachen. Solch eine Nährstoffzufuhr hat doch Gourmet-Charakter!

Schauen Sie sich nun ein paar Drüsen und Hormone, die tagtäglich über das Wohl und Wehe Ihrer Gesundheit bestimmen, etwas genauer an. Und erfahren Sie, wie viel Gutes Sie selbst für Ihren Hormonhaushalt tun können.

Adrenalin und andere Hormone der Nebenniere

Hier geht es um die Hormone, für deren Produktion die Nebenniere – eine paarige Hormondrüse, die aus Mark und einer mehrschichtigen Rinde besteht – zuständig ist. Diese Hormone spielen eine facettenreiche Rolle bei Gesundheitsproblemen wie zum Beispiel: übermäßiger Müdigkeit, Schwächezuständen, Frösteln, Schwindelanfällen, Depressionen, Allergien, Stressbewältigung, verringertem Sexualtrieb, beim Verlangen nach salziger Nahrung und bei den Hitzewellen der Frauen in den Wechseljahren.

In der Nebenniere entstehen so wichtige Hormone wie Adrenalin, Noradrenalin, Cortisol (auch Hydrocortison genannt, nicht zu verwechseln mit Cortison), Aldosteron und in geringem Umfang auch Geschlechtshormone. Die Hormone der Nebenniere werden mit Hilfe der Aminosäuren Tyrosin und Methionin aus Cholesterol aufgebaut.

Adrenalin hält Ihren Körper in Alarmbereitschaft – und Sie bei Laune. In Stresssituationen wird mehr Adrenalin ausgeschüttet, wodurch Sie auf körperliche Anstrengungen vorbereitet sind und Ihr Stoffwechsel auf Hochtouren kommt.

Bei Stress erhöht sich auch die Cortisolproduktion. Wenn Ihr Blutzucker und die Vorräte in Ihren Kohlenhydratspeichern sinken, hilft Cortisol, Energie aus anders gearteten Nahrungsmitteln zu gewinnen.

Cortisol kommt auch zum Einsatz, wenn es darum geht, ein überaktives Immunsystem herunterzufahren. So hemmt es zum Beispiel allergische Reaktionen. Treten diese sehr häufig und gepaart mit dunklen Ringen unter den Augen auf, signalisiert das möglicherweise eine Unterfunktion der Nebenniere, die auch als Nebennierenschwäche oder Ermüdung der Nebenniere bezeichnet wird. Mögliche Ursache dieser Funktionsstörung ist eine Überbeanspruchung der Nebenniere durch Stressoren (Beispiele sind im nachfolgenden Abschnitt »Was der Nebenniere schadet« aufgelistet).

Auch ständiges Wasserlassen kann ein Anzeichen für eine Nebennierenschwäche sein. Die Nebenniere produziert Aldosteron, das den Wasserhaushalt des Körpers regelt. Daher verhindert dieses Hormon auch übermäßiges Urinieren, um eine Austrocknung zu unterbinden. Wenn Sie alle naselang zur Toilette rennen müssen und andauernd etwas trinken, können das Symptome einer Diabetes sein. Schließt der Arzt diese Krankheit jedoch aus, liegt der Gedanke an eine unzureichende Aldosteronproduktion infolge einer Ermüdung der Nebennieren nicht allzu fern.

Nebennierenschwäche und Schilddrüsenunterfunktion sind eng miteinander verwandt; viele der Symptome gleichen sich, wie zum Beispiel schnelles Ermüden, Schwächezustände und eine niedrige Körpertemperatur. Bestimmte Schilddrüsenzellen sind in der Lage, mit Adrenalin zu interagieren.

Wissenschaftler arbeiten derzeit fleißig daran, den Zusammenhang zwischen den Hormonen der Nebenniere und den weiblichen Geschlechtshormonen herauszufinden, was vielleicht zur Entdeckung der eigentlichen Ursachen für die wechseljahrbedingten Hitzewellen führt.

Was der Nebenniere schadet

Zu den Stressoren, die einen erhöhten Nährstoffbedarf der Nebenniere zur Folge haben, gehören insbesondere:

- ständige Angst und andere negative Gefühle

- seelischer Schock

- Allergien und Nahrungsmittelunverträglichkeiten

- Infektionen

- Schlafmangel

- extremes Körpertraining

- ein von schädlichen Bakterien und Hefepilzen überwucherter Darm

- Schadstoffe aus der Umwelt, zum Beispiel Zigarettenrauch, aber auch Zahnfüllungen aus Amalgam

- berufsbedingte Gifte

- übermäßiger Konsum von Nahrungsmitteln und Getränken mit einem hohen Zuckergehalt

- Koffein, Alkohol, Rauchen

- unzureichende Zufuhr von Proteinen, Vitaminen und Mineralstoffen.

Extremer Stress, mangelhafte Ernährung und eine ungesunde Lebensweise fordern ihren Tribut von der Nebenniere. Stress hat hierbei viele Gesichter. So setzen Sie zum Beispiel diese Hormondrüse mit stark zuckerhaltigen Nahrungsmitteln und Getränken unter Stress, weil das süße Zeug den Insulinspiegel in die Höhe jagt, wodurch die Nebenniere gezwungen wird, auf Hochtouren zu arbeiten, um die Insulinmassen in den Griff zu bekommen. Auch eine magnesiumarme Ernährung fordert die Nebenniere zu einer erhöhten Hormonproduktion heraus.

Was der Nebenniere hilft

Sie unterstützen die Gesundheit Ihrer Nebenniere mit:

- Proteinen, insbesondere mit den Aminosäuren Tyrosin und Methionin

- Folsäure (wichtig für den Tyrosin- und Methioninstoffwechsel)

- Vitamin B_{12} (für den Folsäurestoffwechsel)

- Zink und Kupfer

- Vitamin B_5 und Vitamin C

- Chrom, Magnesium sowie die Vitamine B_1, B_2 und B_3 (unterstützt die Regulierung des Insulinspiegels)

Cayennepfeffer hilft auf sanfte Weise, die Nebennierenaktivität anzukurbeln. Dieses Gewürz schmeckt in vielen Suppen ausgezeichnet. Bei Vegetariern kann der Methioninspiegel niedrig sein, weil sie Proteine hauptsächlich über Bohnen, Linsen und Tofu aufnehmen. Nüsse und Sonnenblumenkerne sind gute Methioninquellen und daher eine gute Ergänzung für den Vegetarier-speiseplan. Unter den stärkehaltigen Nahrungsmitteln ist nur der Reis ein guter Methioninlieferant; man sollte ihn so häufig wie möglich Brot, Pasta und Kartoffeln vorziehen.

Was haben Babys mit der Nebenniere zu tun?

Wenn Frauen, die unter einer Nebennierenschwäche leiden, schwanger werden, können ihnen Müdigkeit und Übelkeit während der ersten Monate ziemlich zu schaffen machen. Doch in den späteren Schwangerschaftsmonaten blühen sie auf. Die Nebenniere ihres Babys ist nun so weit entwickelt, dass sie Hormone für zwei ausschütten kann. Da der Mutter nach der Geburt diese Hormonsubvention fehlt, besteht für sie die Gefahr, in eine schwere Postnatale Depression zu sinken. Auch dem Baby drohen Folgen. Wenn sich seine Nebenniere bereits erschöpft hatte, als es zur Welt kam, wird es ein Leben mit ständigen Allergien und Infektionen führen müssen. Das bedeutet: Frauen, die Kinder möchten, sollten sich rechtzeitig um die Gesundheit ihrer Nebenniere kümmern!

Powerzutaten für Suppen, die Ihrer Nebenniere guttun

Um die Gesundheit Ihrer Nebenniere zu fördern und Funktionsstörungen vorzubeugen, sollten Sie täglich mindestens einen Teller Suppe verzehren, die Sie mit einigen der aufgeführten Zutaten gekocht haben. Ein guter Einstieg sind: Limabohnensuppe mit Meerbarbe à la Cajun (Suppe Nr. 36) und Malaysische Kraftsuppe (Suppe Nr. 46).

Der nachfolgende Überblick listet die Zutaten für die Powersuppen auf, die Ihrer Nebenniere guttun, und erklärt ihren Nutzen. Unter dem Stichwort »Powersuppe/Nummer« stehen die Nummern der Suppenrezepte, die Sie im Kapitel »Suppenrezepte – gesunde Nahrung genießen« wiederfinden.

Powerzutaten	Inhaltsstoffe/Nutzen	Powersuppe/ Nummer
Blattgemüse	Gute Quelle für Vitamin C und Folsäure.	7, 8, 9, 10, 11, 12, 13, 19, 23, 32, 44, 58, 60, 61
Cayennepfeffer	Hilft auf sanfte Weise, die Nebenniere anzukurbeln.	11, 15, 17, 30, 37, 39, 45, 47, 49, 57, 59, 60, 61
Erdnüsse	Gute Quelle für Zink und Tyrosin.	46, 59
Fisch und Huhn	Gute Quellen für Zink und Tyrosin.	8, 11, 36, 37, 46, 48, 53, 54, 55, 57, 60, 61
Fisch, öliger (Sardinen, Lachs, Heringe, Makrelen)	Hilft, einer Überproduktion von Hormonen der Nebenniere in Stresssituationen vorzubeugen.	36, 54; kann zu jeder würzigen Suppe gegessen werden.

Powerzutaten	Inhaltsstoffe/Nutzen	Powersuppe/Nummer
Leber	Gute Quelle für Zink, Kupfer, B-Vitamine, Chrom und Aminosäuren.	8
Naturreis (ungeschälter bräunlicher Reis)	Ist hier besser als andere kohlenhydrathaltige Nahrungsmittel, da er Methionin enthält; zudem gute Quelle für B-Vitamine.	8, 11, 23, 24, 29, 37, 50
Paranüsse	Reich an Zink, Kupfer und Methionin.	2
Sonnenblumenkerne	Reich an Zink, Magnesium und Methionin.	7

Die Schilddrüse und ihre Hormone

Die Hormone der Schilddrüse spielen eine facettenreiche Rolle bei Gesundheitsproblemen wie zum Beispiel schnellem Müdewerden, Gewichtszunahme, Frösteln und Haarausfall.

Das Schilddrüsenhormon Thyroxin reguliert den Stoffwechsel. Bei einer Schilddrüsenunterfunktion sinkt der Thyroxinspiegel im Blut, wodurch sich der Stoffwechsel verlangsamt. (Das bedeutet aber nicht, dass alle Menschen, die unter einer Schilddrüsenunterfunktion leiden, übergewichtig sind.) Thyroxin wird (wie Adrenalin) aus der Aminosäure Tyrosin gebildet, wobei Jod

Lassen Sie Ihre Schilddrüse nicht unter Nährstoffmangel leiden!
Die Schilddrüse braucht unbedingt folgende Nährstoffe, um einwandfrei funktionieren zu können:

- Vitamin A
- Vitamin B_1
- Zink
- Selen
- Kupfer

Hilfestellung leisten muss. Daher sind sowohl Tyrosin als auch Jod lebenswichtige Nährstoffe für die Schilddrüse.

Auch Eisen besitzt eine große Bedeutung für die Funktionstüchtigkeit der Schilddrüse. Bedingt durch die Menstruation, leiden viele Frauen unter Eisenmangel. Das zeigte schon 1990 eine Studie der Pennsylvania State University, USA: Teil daran nahmen zehn Frauen mit einer Eisenmangelanämie und als Vergleichsgruppe zwölf Frauen, deren Eisenspiegel im normalen Bereich lag. Die anämischen Frauen hatten eine niedrigere Körpertemperatur, und ihre Schilddrüsenhormone zeigten sich auf einem deutlich niedrigeren Level. Nach der zwölfwöchigen Einnahme eines Eisenpräparates kehrten beide Werte in den Normalbereich zurück.

Was der Schilddrüse nicht guttut

Bewahren Sie Ihre Kinder vor fluoridhaltiger Zahnpasta und Fluoridpräparaten (Fluor ist das chemische gasförmige Element, Fluorid seine am häufigsten vorliegende und aufnehmbare

Form). Fluorid setzt das Jod schachmatt und schadet somit der Schilddrüse. Man bringt es sogar mit Schilddrüsenkrebs in Verbindung, weshalb inzwischen viele Gruppen fordern, die Fluoridanreicherung des Wassers in allen Bereichen zu unterlassen.

Einige Nahrungsmittel wirken sich ungünstig auf die Schilddrüse aus, insbesondere TVP (Textured Vegetable Protein/texturiertes Sojaeiweiß), das häufig als Fleischersatz in der vegetarischen Ernährung eingesetzt wird, und Sojaproteinisolate. Andere Sojaprodukte, wie Sojamilch oder Tofu, können Sie in Maßen verzehren. Mit rohem Kohl und rohen Erdnüssen leisten Sie Ihrer Schilddrüse ebenfalls einen schlechten Dienst.

Bei Menschen mit einer Schilddrüsenunterfunktion kann der Körper die Umwandlung von Beta-Carotin in Vitamin A nicht vollziehen. Daher sollten Betroffene gelegentlich ein Stück Leber verzehren oder Lebertran (in Kapselform) zu sich nehmen.

Schilddrüse und Östrogene

Bedingt durch ein Ungleichgewicht im Östrogenhaushalt, leiden viele Frauen unter Gesundheitsproblemen wie Bindegewebsschwäche oder Endometriose. Bei einem sehr hohen Östrogenspiegel produziert der Körper ein Protein, das das Thyroxin zum Teil außer Kraft setzt. Um den normalen Level wiederherzustellen, verstärkt die Schilddrüse ihre Thyroxinproduktion. Mit der Zeit ermüdet sie durch diese Überbeanspruchung dermaßen, dass sich eine Unterfunktion manifestiert.

Jodmangel ist eine der potenziellen Ursachen für einen hohen Östrogenspiegel. Er beeinträchtigt nicht nur die Thyroxinproduktion, sondern scheint das Thyroxin auch zu vertilgen,

171

indem er die Östrogenproduktion erhöht (siehe auch »Frauen und ihre Hormone«, Seite 174ff.). Wenn Sie Ihren Suppen ein paar Krümel Meeresalgen hinzufügen, können Sie Ihren Jodspiegel erhöhen. Etwas Jod und andere Mineralstoffe stecken auch in Meersalz. Auf der folgenden Liste können Sie sehen, welche Nahrungsmittel helfen, die Produktion der Schilddrüsenhormone im Gleichgewicht zu halten.

Powerzutaten für Suppen, die Ihrer Schilddrüse guttun

Um die Gesundheit Ihrer Schilddrüse zu fördern und Funktionsstörungen vorzubeugen, sollten Sie täglich mindestens einen Teller Suppe verzehren, die Sie mit einigen der aufgeführten Zutaten gekocht haben. Ein guter Einsteig sind: Anti-Aging-Suppe (Suppe Nr. 8) sowie Bohnensuppe mit Äpfeln und Rettich (Suppe Nr. 25).

Der nachfolgende Überblick listet die Zutaten für die Powersuppen auf, die Ihrer Schilddrüse guttun, und erklärt ihren Nutzen. Unter dem Stichwort »Powersuppe/Nummer« stehen die Nummern der Suppenrezepte, die Sie im Kapitel »Suppenrezepte – gesunde Nahrung genießen« wiederfinden.

Powerzutaten	Inhaltsstoffe/Nutzen	Powersuppe/ Nummer
Algen/Seetang (Nori, Wakame, Arame, Laver- bread, das ist ein Brotfladen aus Seetang und Haferflocken)	Ausgezeichnete Jodquelle.	8, 21, 44
Bohnen und Linsen	Gute Quelle für Eisen.	7, 9, 25, 30, 34, 35, 40, 43, 45, 47, 49, 52, 58
Fisch und Meeresfrüchte	Gute Quelle für Jod, Zink, Selen und Tyrosin.	11, 36, 46, 53, 54, 55, 57, 60
Huhn	Gute Quelle für Tyrosin, Eisen und Zink.	8, 37, 46, 48, 61
Käse	Gute Quelle für Zink und Tyrosin.	12, 19, 20, 28, 33
Leber	Gute Quelle für Eisen, Zink, Kupfer, Vitamin A, B-Vitamine, Aminosäuren und Chrom.	8
Paranüsse	Reich an Zink, Kupfer, Selen und Methionin.	2
Rettich und Rettichsaft	Gute Quelle für Raphanin, das die Balance der Schild- drüsenhormonproduktion günstig beeinflusst.	25, 44, 60, 61

Frauen und ihre Hormone

Die weiblichen Hormone spielen eine facettenreiche Rolle bei Gesundheitsproblemen wie starke Menstruationsblutungen, Prämenstruelles Syndrom (PMS), Hitzewellen während der Wechseljahre, Endometriose, Polyzystische Ovarien oder Brustkrebs.

Die wichtigsten weiblichen Hormone – Östrogene und Progesteron – werden in den Eierstöcken gebildet. Bis zur Ovulation (dem Eisprung) steigt der Östrogenspiegel, danach erhöht sich die Progesteronproduktion, während die Leber Östrogene abbaut. Einige Östrogene bilden sich in der Nebenniere; bei Männern wie Frauen werden sie zudem im Körperfett produziert. Östrogene und Progesteron regulieren die sexuelle Entwicklung, die Ovulation, die Menstruation und die Schwangerschaft.

Die meisten oben genannten Gesundheitsprobleme scheinen mit dem Estradiol, einer höchst aktiven Östrogenform, zusammenzuhängen. Den Überschuss an Estradiol baut die Leber ab, doch bei einer falschen Ernährung können die Leberenzyme diese Aufgabe nicht mehr komplett erfüllen.

Östrogenüberschuss

Östrogene stimulieren das Wachstum der Brüste, der Eierstöcke und der Gebärmutterschleimhaut, sodass ein Überschuss Zysten in Brust und Eierstöcken hervorrufen kann, außerdem Endometriose, Bindegewebsschwäche und Brustkrebs. Ein hoher Östrogenspiegel kann auch während der Menstruation starke Schmerzen und heftige Blutungen verursachen.

Unabhängig davon, dass Depressionen ein typisches PMS-

Symptom sind, weisen einige Frauen hohe Östrogenwerte auf, obwohl die prämenstruelle Depression eher auf einen niedrigen Östrogenspiegel zurückgeht. Der niedrige Östrogenlevel führt zu einer höheren Zahl an Enzymen, die Adrenalin abbauen. Das Ergebnis ist ein Adrenalinmangel, der die Depression verursacht. Die Einnahme von Antibiotika bewirkt mitunter ein Ansteigen der Östrogenausscheidung, sodass der Östrogenspiegel in einen zu niedrigen Bereich rutscht.

Was erhöht den Östrogenspiegel?

Ursache	Begründung
Zu hoher Konsum von Milchprodukten	Kuhmilch und die daraus hergestellten Produkte besitzen einen hohen Gehalt an natürlichen Östrogenen.
Zu hoher Konsum von Fetten und Fleisch	Fördert die Bildung von Darmbakterien, die den Östrogenausscheidungsprozess behindern.
Zu hoher Körperfettanteil	Im Körperfett wird Östrogen produziert.
Zu geringer Verzehr von Kohlgewächsen (Grünkohl, Rosenkohl, Brokkoli, Blumenkohl)	Diese Gemüsesorten helfen der Leber von Frauen, Östrogene abzubauen.
Mangelnde Ballaststoffzufuhr	Ballaststoffe sind ausgesprochen wichtig für das Ausscheiden von Östrogen.

Ursache	Begründung
Zu geringer Verzehr von Nahrung mit einem hohen Gehalt an B-Vitaminen (Haferflocken, Hafermehl, Vollkornbrot, Naturreis, Bohnen)	Die Leberenzyme brauchen B-Vitamine.
Zu geringer Verzehr an jodreicher Nahrung (Fisch, Meeresfrüchte, Seetang beziehungsweise Algen)	Jodmangel scheint die Östrogenproduktion zu steigern.

Den zu hohen Östrogenspiegel senken

- Nahrungsmittel mit einem hohen Gehalt an B-Vitaminen und der Aminosäure Methionin unterstützen die Leber beim Abbau von überschüssigen Östrogenen. Zu dieser hilfreichen Kost zählen Kohlgewächse wie Grünkohl, Rosenkohl und Brokkoli. Im Gegensatz dazu blockiert das in Grapefruits enthaltene Naringenin die für die Östrogenentsorgung zuständigen Leberenzyme.

- Die schwachen pflanzlichen Östrogene in Sojaprodukten konkurrieren bei der Absorption mit den stärkeren körpereigenen Östrogenen, was im Endeffekt zu einer Reduzierung des Gesamtöstrogens im Körper führt.

- Ballaststoffreiche Nahrung bindet Östrogene im Darm und verhindert ihre Reabsorption.

- Die Nahrung sollte fettarm sein und wenig Milchprodukte – die größte Quelle für Nahrungsöstrogene – enthalten. Fisch und Seetang- beziehungsweise Algenprodukte sollten hingegen regelmäßig auf dem Speiseplan stehen.

Die Wechseljahre und der Östrogenspiegel

Nicht jeder weiß, dass die Nebenniere sowohl der Männer als auch der Frauen Testosteron produziert. Bei Frauen wird das Testosteron in Östrogene umgewandelt. Beim weiblichen Sexualtrieb ziehen nicht etwa die Östrogene die Fäden, sondern das Testosteron. Eine Nebennierenschwäche kann daher den Sexualtrieb der betroffenen Frauen erheblich reduzieren.

Nach der letzten Menstruationsblutung hören die Eierstöcke auf, Östrogene zu bilden. Doch das bedeutet nicht, dass die gesamte Östrogenproduktion in den Ruhestand geht, denn die Nebenniere fährt fort, Geschlechtshormone herzustellen. Obwohl sie häufig erst im späteren Alter auftreten, werden Gesundheitsstörungen wie Gewebeschwächen und Krankheiten wie Brustkrebs tatsächlich von einem extrem hohen Östrogenspiegel verursacht. Das heißt aber auch, dass der Hauptgrund für die Hitzewellen während der Wechseljahre eigentlich kein Östrogenmangel sein kann, auch wenn die Zufuhr künstlicher Hormone ihnen anscheinend vorbeugt. Wissenschaftler gehen der Frage nach, ob der künstliche Hormonersatz die Hitzewellen nicht lediglich indirekt beeinflusst, indem er vielleicht die Effekte von Cortisol oder Adrenalin verstärkt, da diese unangenehmen Wellen durch Stress gefördert werden.

Der beste Weg, um den Problemen während und nach den Wechseljahren vorzubeugen, ist die Gesunderhaltung der Nebenniere. Tipps dafür finden Sie auf Seite 166f.

Powerzutaten für Suppen, die den Östrogenspiegel regulieren helfen

Um das Beste für Ihren Östrogenspiegel zu tun, sollten Sie täglich mindestens einen Teller Suppe verzehren, die Sie mit einigen der aufgeführten Zutaten gekocht haben. Ein guter Einsteig sind: Würzige Kohlsuppe mit Kabeljau und Knoblauch (Suppe Nr. 11) und Japanische Buchweizennudel-Suppe (Suppe Nr. 44).

Der nachfolgende Überblick listet die Zutaten für die Powersuppen auf, die den Östrogenspiegel im gesunden Bereich halten, und erklärt ihren Nutzen. Unter dem Stichwort »Powersuppe/Nummer« stehen die Nummern der Suppenrezepte, die Sie im Kapitel »Suppenrezepte – gesunde Nahrung genießen« wiederfinden.

Powerzutaten	Inhaltsstoffe/ Nutzen	Powersuppe/ Nummer
Algen/Seetang (Nori, Wakame, Arame, Laverbread, das ist ein Brotfladen aus Seetang und Haferflocken)	Ausgezeichnete Jodquelle.	8, 21, 44
Fisch und Meeresfrüchte	Gute Jodquelle.	11, 36, 46, 53, 54, 55, 57, 60

Powerzutaten	Inhaltsstoffe/Nutzen	Powersuppe/ Nummer
Hafer und reine Haferprodukte	Quelle für B-Vitamine.	Nach Möglichkeit einen Teelöffel Hafermehl in Bohnen- oder Gemüsesuppen geben.
Haferkleie	Reich an einer Ballaststoffform, die das Ausscheiden überschüssiger Östrogene unterstützt.	Kann für jede Suppe verwendet werden.
Kohlgewächse (Grünkohl, Brokkoli, Rosenkohl, Blumenkohl); ebenso Brunnenkresse	Hilft der Leber, überschüssige Östrogene abzubauen.	8, 9, 10, 11, 12, 13, 32, 33, 35, 40, 44, 61
Leber	Gute Quelle für Eisen, Zink, Kupfer, Vitamin A, B-Vitamine, Aminosäuren und Chrom.	8
Naturreis	Quelle für B-Vitamine.	8, 11, 23, 24, 29, 37, 50
Sojaprodukte (Sojamilch, Tofu, Sojamehl, Sojasauce, Miso)	Hilft vorzubeugen, dass Körperzellen Östrogene in zu großen Mengen aufnehmen.	12, 33, 36, 39, 41, 44, 47, 51

179

Das verflixte Insulin

Von den gesundheitsschädlichen Effekten eines zu hohen Insulinspiegels war in den vorhergehenden Kapiteln schon mehrfach die Rede. Hier sollten noch einige wichtige Details folgen: Insulin ist ein Hormon, das in der Bauchspeicheldrüse gebildet wird. Seine Aufgabe besteht darin, Glukose vom Blut in die Körperzellen zu transportieren, sodass den Zellen dieser wichtige »Treibstoff« für die Energieproduktion zur Verfügung steht. Glukose entsteht, sobald Sie Nahrung verdauen; dabei sind die Hauptlieferanten für den Umwandlungsprozess die Kohlenhydrate, zum Beispiel Zucker. Aber auch Proteine und Teile von Fettmolekülen können bei Bedarf in Glukose umgewandelt werden.

Bei gesunden Menschen ist der Insulinspiegel nicht hoch, es sei denn, jemand nimmt mehrmals am Tag Nahrungsmittel und Getränke mit hohem Zuckergehalt zu sich. Der Zucker aus dieser Kost gelangt sehr schnell in den Blutstrom und muss umgehend durch einen Insulinschwall in Schach gehalten werden. Wie Sie ja wissen, treibt dieses Insulin Ihre Blutfettwerte und Ihren Cholesterinspiegel in die Höhe, außerdem überanstrengt es Ihre Nebenniere (siehe »Adrenalin und andere Hormone der Nebenniere«, Seite 163ff.).

Schätzungsweise zählt in unserer westlichen Hemisphäre jeder Dritte zu den »zuckerempfindlichen« Menschen – und ist damit ein Kandidat für Insulinresistenz und Diabetes.

Insulinresistenz

Insulinresistenz hat einen chronisch hohen Insulinspiegel zur Folge. Dabei handelt es sich um einen vordiabetischen Zustand, der sich nur im Erwachsenenalter entwickelt; die Muskel- und Fettzellen beachten das Insulin einfach nicht. Oder anders gesagt: Anstatt es zu nutzen, um die Glukose »herauszuangeln«, ignorieren die Zellen das Insulin, sodass es im Blutstrom verbleibt. Im Bestreben, diesen Zustand in den Griff zu bekommen, verstärkt die Bauchspeicheldrüse ihre Insulinproduktion – und das Ergebnis ist ein ständig hoher Insulinspiegel.

Einige der Körperorgane kommen mit diesem zusätzlichen Insulin überhaupt nicht zurecht: Die Nieren halten Natrium zurück, infolgedessen kommt es zu Wasseransammlungen, Bluthochdruck und hohem Harnsäurespiegel. Wenn das Insulin die Leberfunktionen übermäßig ankurbelt, steigt der Blutfettgehalt, was zu Arteriosklerose und Herzerkrankungen führt. Bei Frauen, die in Insulin »schwimmen«, beginnen die Eierstöcke mehr Testosteron zu bilden, wodurch das PCO-Syndrom (Polyzystische Ovarial-Syndrom) entsteht. Auch kann der Körper seine Form verändern, das Fett sammelt sich hauptsächlich am Bauch und an den Hüften.

Im fortgeschrittenen Stadium ist die Insulinresistenz ein ausgewachsener Diabetes Typ II, landläufig Altersdiabetes genannt (Typ I tritt in der Regel nur bei Kindern und Jugendlichen auf, der Grund hierfür ist nicht hinreichend bekannt).

181

Was die Insulinresistenz verursacht

Ursache	Begründung
Bewegungsmangel	Körpertraining – und sei es nur ein täglicher strammer Spaziergang – reduziert die Insulinresistenz um bis zu 40 Prozent.
Chrommangel	Behindert die Anbindung des Insulins an die Zellen; wird der Mangel behoben, kann sich die Insulinaufnahme der Zellen verdreifachen.
Magnesiummangel	Magnesium ist ein Mitstreiter der B-Vitamine.
Mangel an B-Vitaminen	B-Vitamine arbeiten mit Chrom zusammen, um das Insulin an die Zellen zu binden.
Nahrung mit hohem Zuckergehalt	Zucker ruft wahre Insulinwogen hervor.
Übergewicht	Ein hoher Körperfettanteil ist eines der größten Risiken, eine Insulinresistenz zu entwickeln.

Tipps für die Ernährung bei Insulinresistenz

Neben hilfreichen Nahrungsmitteln, die nachfolgend aufgeführt sind, gibt es noch einige spezielle Tipps. Wenn Sie unter Insulinresistenz leiden, beachten Sie bitte Folgendes:

• Um den Blutzucker so konstant wie möglich zu halten, sollten Sie regelmäßig essen, lassen Sie keine Mahlzeiten aus. Und verzehren Sie immer nur kleine Portionen.

• Nehmen Sie weder Nahrungsmittel noch Getränke mit hohem Zuckergehalt zu sich. Trinken Sie keine stimulierenden Getränke wie Kaffee oder Tee. Wenn Sie dies nicht berücksichtigen, bilden sich Extraportionen Insulin und Hormone, deren Ausschüttung mit dem Blutzucker zusammenhängt.

• Verzehren Sie Suppen mit einem hohen Anteil an löslichen Ballaststoffen, die sich zum Beispiel in Bohnen oder Hafermehl finden. Vergessen Sie nicht, gesunde Fettsäuren (maßvoll) zu sich zu nehmen. All das hilft, die Absorption von Kohlenhydraten ins Blut zu verlangsamen.

• Trinken Sie keine Fruchtsäfte oder nur mit sehr viel Wasser verdünnt. Das Fruchtfleisch enthält Pektin, das die Aufnahme des natürlichen Fruchtzuckers in einem langsamen Tempo erfolgen lässt. Gehen beim Auspressen der Früchte die Ballaststoffe verloren, wird der Fruchtzucker zu schnell vom Blut aufgenommen. Sie können die Fruchtsäfte allerdings zu ausgewogenen Mahlzeiten trinken, dann ist es kein Problem. Und solche Mahlzeiten können Sie mit Hilfe der Suppen in dem großen Rezeptteil des nächsten Hauptkapitels kreieren!

Powerzutaten für Suppen, die Insulinresistenz und Diabetes vorbeugen

Zur Vorbeugung oder um die Behandlung zu unterstützen, sollten Sie täglich mindestens einen Teller Suppe verzehren, die Sie mit einigen der aufgeführten Zutaten gekocht haben. Ein guter Einstieg sind: Rosenkohl-Bohnen-Suppe (Suppe Nr. 35) und Mungbohnensuppe mit Knoblauch und Ingwer (Suppe Nr. 49).

Der nachfolgende Überblick listet die Zutaten für die Powersuppen auf, die Insulinresistenz und Diabetes vorbeugen, und erklärt ihren Nutzen. Unter dem Stichwort »Powersuppe/Nummer« stehen die Nummern der Suppenrezepte, die Sie im Kapitel »Suppenrezepte – gesunde Nahrung genießen« wiederfinden.

Powerzutaten	Inhaltsstoffe/Nutzen	Powersuppe/ Nummer
Blattgemüse	Gute Magnesiumquelle.	7, 8, 9, 10, 11, 12, 13, 19, 23, 32, 44, 56, 60, 61
Bockshorn- kleesamen, gemahlen	Hilfreich für den Glukose-Stoff- wechsel.	30, 52
Bohnen und Linsen	Reich an B-Vitaminen und lös- lichen Ballaststoffen, die helfen, die Aufnahme von natürlichem Zucker ins Blut zu verlangsamen.	7, 9, 25, 30, 34, 35, 40, 43, 45, 47, 49, 52, 58

Powerzutaten	Inhaltsstoffe/Nutzen	Powersuppe/ Nummer
Fisch, öliger (Sardinen, Lachs, Heringe, Makrelen)	Reich an B-Vitaminen, Zink und Fettsäuren, die helfen, Arterien und Herz vor den Folgen eines hohen Insulinspiegels zu schützen.	36, 54; kann zu jeder würzigen Suppe gegessen werden.
Hafer und reine Haferprodukte	Reich an löslichen Ballaststoffen, B-Vitaminen, Magnesium und Chrom.	Nach Möglichkeit einen Teelöffel Hafermehl in Bohnen oder Gemüsesuppen geben.
Leber	Gute Chromquelle.	8
Zimt	Enthält MHCP (Methylhydroxychalconpolymere), ein Stoff, der sich als hilfreich für den Glukose-Stoffwechsel erwiesen hat.	3, 5, 30

Wenn sich die Prostata vergrößert

Dies ist ein Problem, das Männer ab dem mittlerem Alter treffen kann. Bei einer Prostatavergrößerung fällt es dem Betroffenen schwer, die Blase zu entleeren. Außerdem muss er nachts häufiger zum Wasserlassen auf die Toilette.

Die Prostatavergrößerung wird meist dem Anstieg eines männlichen Hormons zugeschrieben, das DHT heißt und mit

dem Testosteron verwandt ist. Über die Ursachen der Vergröße-
rungen gibt es eine ganze Reihe komplizierter wissenschaftlicher
Überlegungen und Studien, wobei Insulin einen wichtigen Platz
einnimmt. Das liegt auch nahe, da dieses Hormon das Wachstum der Zellen und die Produktion der männlichen Hormone
stimuliert.

Was der Prostata hilft

Eine vergrößerte Prostata spricht sehr gut auf eine Ernährungsumstellung an. Zu den hilfreichen Nahrungsmitteln zählen Kürbiskerne, Sojaprodukte und Tomaten.

Speziell eine in Kürbiskernen enthaltene Fettsäure (Delta-7-
Sterol genannt) besitzt eine therapeutische Wirkung. Wie sich
gezeigt hat, trägt sie dazu bei, dass die Prostatazellen nicht zu
viel DHT aufnehmen. Auch Sojaprodukte wirken sich in diesem
Zusammenhang (und generell) günstig auf das Gleichgewicht im
männlichen Hormonhaushalt aus.

Kürbiskerne sind auch gute Quelle für Zink und essenzielle
Fettsäuren, ein Mangel an beiden Komponenten geht häufig mit
einer vergrößerten Prostata einher. Zinkmangel kann sogar eine
entscheidende Rolle spielen, denn in vielen Fällen hat sich ein
Zinksupplement – insbesondere in Kombination mit Vitamin B_6
und Leinöl – als erfolgreich erwiesen.

Lycopin, der rote Farbstoff in Tomaten, neigt dazu, sich in
der Prostata zu konzentrieren. Selen gilt ebenfalls als wichtig.
Wissenschaftliche Untersuchungen ergaben, dass bei Männern,
die mehr Tomatenprodukte und Selen zu sich nehmen als der
Durchschnitt, die Prostatakrebsrate niedriger liegt.

Powerzutaten für Suppen, die der Prostata guttun

Um Problemen mit der Prostata vorzubeugen oder die Behandlung bestehender Störungen zu unterstützen, sollten Männer täglich mindestens einen Teller Suppe verzehren, die mit einigen der aufgeführten Zutaten gekocht wurden. Ein guter Einstieg sind: Schnelle Tomatensuppe (Suppe Nr. 26) und Pikanter Kartoffelsuppentopf mit Lachs (Suppe Nr. 53).

Der nachfolgende Überblick listet die Zutaten für die Powersuppen auf, die der Prostata guttun, und erklärt ihren Nutzen. Unter dem Stichwort »Powersuppe/Nummer« stehen die Nummern der Suppenrezepte, die Sie im Kapitel »Suppenrezepte – gesunde Nahrung genießen« wiederfinden.

Power-zutaten	Inhaltsstoffe/Nutzen	Powersuppe/Nummer
Fisch	Reich an Zink; außerdem eine gute Quelle für Selen, das zur Vorbeugung von Prostatakrebs beiträgt.	11, 36, 46, 53, 54, 55, 57, 60
Kürbis-kerne	Reich an Zink und Fettsäuren, die sich günstig auf das Gleichgewicht im männlichen Hormonhaushalt auswirken.	26
Para-nüsse	Reich an Zink, das die Behandlung einer vergrößerten Prostata unterstützt; außerdem eine gute Quelle für Selen, das zur Vorbeugung von Prostatakrebs beiträgt.	2

Powerzutaten	Inhaltsstoffe/Nutzen	Powersuppe/ Nummer
Sojaprodukte (Sojamilch, Tofu, Sojamehl, Sojasauce, Miso)	Unterstützen die Vorbeugung von Prostatavergrößerung und Prostatakrebs.	12, 33, 36, 39, 41, 44, 47, 51
Tomaten und reine Tomatenprodukte	Reich an Lycopin, das zur Vorbeugung von Prostatakrebs beiträgt.	8, 15, 17, 23, 26, 28, 43, 47, 57

Mehr Wissen: Erkenntnisse über Nahrung und Hormone

Untersuchungen der Medizinischen Hochschule in Sapporo, Japan, 2005: Es wird berichtet, dass Insulinresistenz mit Magnesiummangel zusammenhängt. Dieser Mangel hindert Rezeptoren daran, Glukose aufzunehmen. Dies veranlasst die Bauchspeicheldrüse zu einer verstärkten Insulinproduktion. Ein hoher Insulinspiegel verstärkt die Magnesiumausscheidung, wodurch das Problem verschärft wird. (Quelle: Higashiura, K. et al.: *Clin Calcium*. 15 (2), S. 251–254, Februar 2005)

Studien der USDA (Ernährungswissenschaftliches Zentrum), Tufts University, Boston, USA, 2004: Empirische Studien haben gezeigt, dass vollkornreiche Ernährung die Insulinresistenz reduziert. Die Wissenschaftler nehmen an, dass dies teilweise mit dem Magnesium und den löslichen Ballaststoffen dieser Nahrung zusammenhängt, und meinen, Vollkornnahrung sei für die Behandlung von Insulinresistenz hilfreich. (Quelle: McKeown, N. M.: *Nutr Rev.* 62 (7), S. 286–291, Juli 2004)

Untersuchungen des Labors für Ernährung, Eidgenössische Technische Hochschule, Zürich, Schweiz, 2002: Einige Mineralstoffe und Spurenelemente, darunter Jod, Eisen, Selen und Zink, sind essenziell für den Hormonstoffwechsel der Schilddrüse. Mangelzustände bei diesen Komponenten beeinträchtigen die Schilddrüsenfunktionen in einem besonders schädlichen Maß, wenn Jod- und Eisenmangel gleichzeitig bestehen. Genauso nachteilig ist die Kombination von Jod- und Selenmangel. Zu den Aufgaben von Selen gehört es, die Schilddrüse vor der Aufnahme von extremen Jodmengen zu bewahren. Eine Supplementierung mit Selen kann zur Schilddrüsenunterfunktion führen, wenn gleichzeitig Jodmangel vorliegt. (Quelle: Zimmermann, M. B. et al.: *Thyroid.* 12 (10), S. 867–878, Oktober 2002)

Studie des Cavale Blanche Hospital, Brest, Frankreich 2003: Drei Wochen vor einer Supplementierung mit Fischöl standen die Teilnehmer unter seelischem Stress, was sich durch eine wesentliche Erhöhung der Schlagfrequenz des Herzens und hohen Blutdruck bemerkbar machte. Nach der dreiwöchigen Verabreichung von Fischöl waren beide Werte signifikant niedriger. Die Wissenschaftler schlossen, dass die durch mentalen Stress verursachte Nebennierenaktivierung durch Fischöl gebremst werden kann. (Quelle: Delarue, J. et. al.: *Diabetes Metab.* 29 (3), S. 289–295, Juni 2003)

Forschungsergebnisse des Department of Nutrition, School of Public, University of North Carolina,USA: Ein niedriger Magnesiumstatus erhöht die Ausschüttung von Stresshormonen, die ihrerseits den Magnesiumbestand vermindern. Die Hormone stimulieren auch die Freisetzung von Fettsäuren. Infolge dieser komplexen Vorgänge steht dem Körper weniger Magnesium zur Verfügung. Jeder Stress – seien es Anstrengung, Hitze, Kälte, Trauma, Schmerz, Angst, Aufregung oder Asthmaanfälle – erhöht den Magnesiumbedarf des Körpers. (Quelle: Seelig, M. S.: *J Am Coll Nutr.* 13 (5), S. 429–4246, 1994)

Bericht des Instituts für Life Sciences und Chemie, Universität Roskilde, Dänemark: Der Bericht geht auf die Wirkung von Brokkoli auf den menschlichen Stoffwechsel ein, wobei unter anderem Östrogene und Koffein besondere Berücksichtigung finden. Im Ergebnis zeigte sich, dass Kreuzblütengewächse der Leber helfen, Östrogene besser umzuwandeln. (Quelle: Kall, M. A. et al.: *Carcinogensis.* 17 (4), S. 793–799, 1996)

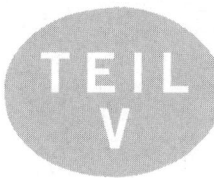

Suppenrezepte – gesunde Nahrung genießen

Die Suppen im Überblick

Die nachfolgenden Suppen sind durchnummeriert, damit Sie die Rezepte schnell und variabel nutzen können. So finden Sie sehr rasch die Gerichte für das »Powerprogramm Nr. 1« (Seite 55) und das »Powerprogramm Nr. 2« (Seite 60) sowie die Suppen, die in den Zutatenlisten im vorderen Teil aufgeführt sind.

Suppen lassen sich auch für spezielle Zwecke nutzen, zum Beispiel um Wasseransammlungen abzubauen (siehe »Wasseransammlungen – eine Ausrede für Übergewicht?«, Seite 36ff.). Man kann sie auch gut in Ernährungsweisen beziehungsweise Diäten integrieren, die sich am Glykämischen Index (GI) ausrichten oder in die kohlenhydratarme Richtung gehen.

Erläuterungen zu den eingeklammerten Abkürzungen

W: Diese Suppe hilft, überschüssige oder versteckte Wassereinlagerungen abzubauen.

GI: Diese Suppe lässt sich gut in eine Ernährung oder Diät integrieren, die sich am Glykämischen Index (GI) ausgerichtet, das heißt, die Zutaten haben einen niedrigen GI.

LC: Steht für Low-Carb; diese Suppe lässt sich gut in eine kohlenhydratarme Ernährung oder Diät integrieren.

TIPP Halten Sie beim Kochen stets heißes Wasser griffbereit, denn ich verwende bei den meisten Rezepten die »suppebildenden« Flüssigkeiten in heißer Form, seien es Brühen oder eben das Wasser. Das ist bei den Zutaten beziehungsweise in den Anleitungen individuell angegeben

Fruchtsuppen

1	Apfelcremesuppe mit Kardamom, Mandeln und probiotischem Joghurt	LC
2	Avocado-Bananen-Suppe mit Mandeln und Erdbeeren	W
3	Fruchtsuppe mit gebackenen Früchten, Cashewkernen und Zimt	W, LC
4	Brombeer-Wodka-Suppe	GI
5	Fruchtsuppe mit Trockenfrüchten und Pekannüssen	LC
6	Pfirsich-Mangosuppe mit Kokosmilch und Joghurt	W, LC

Spezialsuppen

7	Zum Entwässern: Selleriesuppe mit Bohnen und Petersilie	W, GI
8	Anti-Aging-Suppe	W, GI

Kohlsuppen

Kalte Suppen

Vorspeisensuppen

Gehaltvolle Suppen als Hauptgericht

Fruchtsuppen

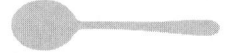

1

Apfelcremesuppe mit Kardamom, Mandeln und probiotischem Joghurt

2 Portionen

4 große oder 6 kleine süße, aromatische Äpfel, zum Beispiel Cox Orange
1 Kardamomkapsel
2 EL ungesalzene Butter
2 EL Mandelgrieß (fein gemahlene Mandeln)
Apfelsaft (oder Birnensaft)
4 EL probiotischer Biojoghurt
Zitruszesten (hauchfeine Streifen von Orangen- oder Zitronenschalen)

Äpfel schälen, entkernen und in Stücke schneiden. Die Samenhülse von der Kardamomkapsel entfernen und den Samen im Mörser fein zerstoßen.

Bei mittlerer Hitze die Butter in einem Topf zerlassen. Den Kardamom einrühren und die Äpfel hinzufügen. Das Ganze 2 Minuten rühren, dann den Mandelgrieß unterheben und so viel Saft zugießen, dass er die Früchte etwa fingerbreit bedeckt.

Kurz aufkochen lassen, die Hitze verringern, den Topf zudecken und alles 20 Minuten leicht köcheln lassen.

Die Suppe vom Herd nehmen und mit einem Stabmixer pürieren. Warm in Suppentassen geben und mit Joghurthäubchen und Zitruszesten garnieren.

Tipps & Infos

- Die Bakterienkulturen des probiotischen Joghurts sind wärmeempfindlich, daher den Joghurt niemals mitkochen, sondern erst kurz vor dem Servieren in die Suppe geben.
- Während der 4-Tageskur zum Entgiften statt der Butter nur Sonnenblumenöl und nur Joghurt aus Schafs- oder Ziegenmilch oder Sojajoghurt verwenden.

Die Pluspunkte

Die Suppe eignet sich hervorragend als Frühstück. Sie enthält reichlich Vitamin C und Pektin und pro Portion nur 50 Kalorien. Äpfel unterstützen das Abnehmen ausgezeichnet, weil die Früchte – vor allem gegart und warm gegessen – den Magen wohlig füllen. Das Kochen bricht die feste Struktur der Cellulose (des Hauptbestandteils der pflanzlichen Zellwände) auf, wodurch sie leichter verdaulich wird. Kardamom ergänzt den Apfelgeschmack sehr gut. Die Mandeln reichern die Suppe nicht nur mit Proteinen an, sondern auch mit Kalzium, Magnesium, Zink und einfach ungesättigten Fettsäuren. Der regelmäßige Verzehr von Mandeln trägt dazu bei, das LDL (das »schlechte« Cholesterin«) zu senken. Die Bakterienkulturen des Joghurts wirken sich günstig auf das gesamte Verdauungssystem aus.

2

Avocado-Bananen-Suppe mit Mandeln und Erdbeeren

2 bis 4 Portionen

1 reife Avocado, geschält, entkernt und zerkleinert
1 Banane, geschält und grob zerkleinert
1 EL Zitronensaft
600 ml Kuhmilch (oder Sojamilch)
150 g probiotischer Biojoghurt (oder Sojajoghurt)
1 EL Mandelgrieß (fein gemahlene Mandeln)
110 g frische Erdbeeren, geputzt und halbiert
frische Minzeblätter

Avocado- und Bananenstücke, Zitronensaft, Milch, Joghurt und Mandelgrieß im Mixer glatt pürieren. Die Erdbeeren in Suppenschalen geben und die Fruchtsuppe darüber gießen. Mit Minzeblättern garnieren.

Möglichst sofort verzehren, weil das pürierte Fruchtfleisch der Avocado schnell seinen typischen Geschmack und seine appetitliche Farbe verliert.

Tipps & Infos

- Statt der Mandeln können Sie auch geschälte Paranüsse nehmen, die Sie in einer guten Küchenmaschine fein mahlen.
- Die Suppe eignet sich auch gut als cremiger Frühstücks-Shake, wobei man die Erdbeeren mitpüriert oder einfach weglässt.

Die Pluspunkte

Die extrem nährstoffreichen Avocados sind besonders reich an Proteinen, mehrfach und einfach ungesättigten Fettsäuren, Vitamin B_6 sowie anderen B-Vitaminen, Vitamin E, Eisen und Kupfer. Ihr Kaliumgehalt ist dreimal höher als der von Bananen. Mandeln und Joghurt reichern die Suppe mit weiteren Proteinen an, außerdem mit Kalzium, Magnesium und anderen Mineralstoffen. Probiotischer Joghurt zählt zu den krebsvorbeugenden Nahrungsmitteln und hilft gegen Durchfall, den Bakteriengifte, die mit der Nahrung aufgenommen wurden, ausgelöst haben.

Aktuelle Studien der Universität Illinois haben ergeben, dass Erdbeeren sekundäre Pflanzenstoffe enthalten, die ähnlich entzündungshemmend wirken wie die Substanzen in Medikamenten gegen Arthritis. Diese Pflanzenstoffe schützen auch die Körperzellen vor Schäden durch krebserregende Chemikalien. Erdbeeren können zur Vorbeugung von Krebs, der Alzheimer-Krankheit und anderer Demenzerkrankungen beitragen.

Paranüsse enthalten reichlich Zink, Kupfer und die Aminosäure Methionin. Vor allem sind sie die ergiebigste natürliche Quelle des Spurenelements Selen, das für unser Immunsystem eine große Rolle spielt. Im deutschsprachigen Raum gelangt durch relativ selenarme Böden gerade so viel Selen in die Nahrungskette, dass bei gesunden Menschen keine Mangelerscheinungen auftreten. In Ländern mit stark selenarmen Böden, zum Beispiel in Großbritannien, Neuseeland oder Teilen von Afrika und der USA, kann das bereits der Fall sein.

3

Fruchtsuppe mit gebackenen Früchten, Cashewkernen und Zimt

1 Portion

225 g dunkelrote oder purpurfarbene frische oder tiefgefrorene Früchte (zum Beispiel Heidelbeeren, Brombeeren, tiefrote Kirschen, Pflaumen)
1 Hand voll rohe, unbehandelte Cashewkerne (keinesfalls geröstet und gesalzen)
70 ml Saft von einer rotfleischigen Grapefruit
½ TL gemahlener Zimt

Den Backofen auf 180 °C (Gasstufe 2) vorheizen.

Frische Früchte putzen, waschen und mit Hilfe von Küchenpapier sorgfältig trocknen. Kirschen und Pflaumen entkernen. Die Früchte in eine flache, ofenfeste Form geben und 20 Minuten im vorgeheizten Ofen backen, bis sie weich und richtig saftig sind.

Die Cashewkerne auf einem Backblech ausbreiten und für maximal 5 Minuten in den Ofen geben. Die Nüsse nicht bräunen! Die Hitze soll nur das Nussaroma verstärken. Die Cashewkerne vor der weiteren Verwendung abkühlen lassen.

Das Obst in einen tiefen Teller geben und mit Zimt bestreuen. Den Grapefruitsaft gleichmäßig darüber träufeln und die Cashewkerne auf dem Obst verteilen.

Die Pluspunkte

Dunkelrote und purpurfarbene Früchte enthalten reichlich Flavonoide. Bei regelmäßigem Verzehr helfen sie zu verhindern, dass die kapillaren Blutgefäße Wasser und Proteine an das umgebende Gewebe abgeben. Daher erweisen sie sich bei der Behandlung von Wasseransammlungen als ausgesprochen nützlich. Ähnlich wie die Heilpflanze Ginkgo biloba verbessern die Flavonoide die Durchblutung des Gehirns, wodurch sie zur Vorbeugung von Demenzerkrankungen, insbesondere der Alzheimer-Krankheit, beitragen. Da diese Inhaltsstoffe den gesamten Mikroblutkreislauf unterstützen, wirken sie sich auch günstig auf das Seh- und Hörvermögen aus und beugen Krampfadern vor.

Menschen, die Cashewkerne nur geröstet und gesalzen verspeisen, wissen gar nicht, wie köstlich diese Nüsse in ihrem natürlichen Zustand schmecken. Frische rohe Cashewkerne entfalten einen Geschmack, der an mild-süße Nussbutter erinnert. Während ihr Fettgehalt relativ niedrig ist, liegen die Anteile an Kalium, Magnesium, Eisen und Zink erfreulich hoch. Die von Markenfirmen abgepackten Cashewkerne sind in der Regel picobello gereinigt, während lose Ware manchmal Rückstände von den Samenhäutchen enthält. Dieser »Staub« ist völlig harmlos, beeinträchtigt jedoch den Geschmack, daher sollte man diese Nüsse vor der Verwendung unter fließendem Wasser waschen und mit Küchenpapier trocknen.

4

Brombeer-Wodka-Suppe
2 Portionen

450 g frische oder tiefgefrorene Brombeeren
¼ l Saft von rotfleischigen Grapefruits
2 gehäufte TL Pfeilwurzmehl (Pfeilwurzstärke)
2 EL Wodka
2 gestrichene EL griechischer Joghurt
frische Minzeblätter

Die Brombeeren mit dem Grapefruitsaft in einem Topf zum Kochen bringen. Die Hitze stark verringern (kleinste Stufe), den
Topf zudecken und die Früchte 2 bis 5 Minuten köcheln lassen,
bis sie weich sind. Bei frischen Früchten ist die Garzeit kürzer
als bei gefrorenen. Das Pfeilwurzmehl mit 2 Esslöffeln Wasser in
einem Schüsselchen zu einer glatten, sämigen Paste verrühren
und in die Fruchtsuppe geben. Rühren, bis die Suppe dick wird.
Zum Schluss den Wodka hinzufügen. Die Suppe kann warm
oder kalt verzehrt werden. Kurz vor dem Servieren mit Joghurt
sowie Minzeblättchen garnieren.

Tipps & Infos
• Statt der Brombeeren können Sie auch Heidelbeeren oder
dunkle Kirschen verwenden, da deren Inhaltsstoffe gleichwer-
tig sind.
• Während der 4-Tageskur zum Entgiften nur Joghurt aus
Schafs- oder Ziegenmilch oder Sojajoghurt verwenden.

Die Pluspunkte

Wodka? Man muss sich ja auch mal so etwas gönnen, und in diesem Fall ergibt die kleine Menge einen großartigen Geschmack.

Dunkelrote und purpurfarbene Früchte verfügen über einen hohen Flavonoidgehalt. Diese Stoffe helfen zu verhindern, dass durch die Zellwände der kapillaren Blutgefäße Wasser und Proteine in das umliegende Gewebe dringen. Infolgedessen steuern diese Früchte – wenn sie regelmäßig verzehrt werden – unerwünschten Flüssigkeitseinlagerungen entgegen. In ähnlicher Weise wirkt Ginkgo biloba, der die Gehirnkapillaren stärkt und daher bei der Vorbeugung gegen Alzheimer-Krankheit und Senilität helfen kann. Da die Flavonoide den Mikroblutkreislauf unterstützen, wirken sie sich auch günstig auf das Seh- und Hörvermögen aus und helfen, Venenleiden vorzubeugen.

5
Fruchtsuppe mit Trockenfrüchten und Pekannüssen
4 Portionen

2 große süße Äpfel
2 EL ungesalzene Butter
1 Prise Zimt
8 Backpflaumen
8 getrocknete Aprikosen
2 EL Rosinen
¼ l Apfelsaft (oder Saft von gelbfleischigen Grapefruits)
4 EL Joghurt
50 g Pekannusskerne

Die Äpfel schälen, das Kerngehäuse entfernen und das Fruchtfleisch in Stück schneiden. Bei mittlerer Hitze die Butter in einem Topf zerlassen und den Zimt einrühren. Die Apfelstücke hinzufügen und unter Rühren 2 Minuten garen, bis sie beginnen, weich zu werden. Die Backpflaumen und die Aprikosen unterheben, dann den Saft zugießen. Das Ganze zum Kochen bringen und zugedeckt bei verringerter Hitze 10 Minuten köcheln lassen. Inzwischen die Pekannusskerne grob hacken.

Die Suppe in tiefe Teller geben, mit Pekannüssen bestreuen und pro Portion einen Esslöffel Joghurt in die Mitte setzen. Warm servieren.

Tipps & Infos

- Möglichst ungeschwefelte Trockenaprikosen verwenden; sie sind zwar dunkelbraun, aber die aprikosefarbenen Früchte sind mit Konservierungsmitteln behandelt worden, die das Verdauungssystem reizen können.
- Während der 4-Tageskur zum Entgiften nur Joghurt aus Schafs- oder Ziegenmilch oder Sojajoghurt verwenden.

Die Pluspunkte

Trockenfrüchte eignen sich ausgezeichnet fürs Frühstück; sie sind reich an Ballaststoffen, Kalium und anderen Mineralstoffen. Die typische Süße der Pekannüsse verleiht der Suppe einen feinen nussigen Geschmack und reichert sie mit Proteinen und mehrfach ungesättigten Fettsäuren an. Diese Nüsse zählen zu den besten natürlichen Vitamin-B_6-Quellen. Der Joghurt liefert die gesunden Bakterienkulturen.

Zum Frühstück sollten Sie die Suppe unbedingt warm verzehren, weil so das Verdauungssystem nicht abgekühlt wird und besser arbeiten kann. Außerdem bleibt das Sättigungsgefühl über einen längeren Zeitraum erhalten. Falls Sie die Suppe als kaltes Dessert verspeisen wollen, verwenden Sie bei der Zubereitung statt der Butter besser Erdnussöl.

6

Pfirsich-Mangosuppe mit Kokosmilch und Joghurt
6 Portionen

1 Dose (400 ml) Kokosmilch
1 gut ausgereifte Mango
4 große vollreife Pfirsiche
125 g Naturjoghurt (oder Sojajoghurt)
2 Würfel von in Sirup eingelegtem Ingwer, abgetropft und fein
*   zerkleinert*
2 EL Sirup aus dem Ingwerglas
frische Minzeblätter

Die noch geschlossene Dose Kokosmilch in eine Schüssel mit
heißem Wasser stellen, damit das in der Milch enthaltene Fett
schmilzt. Die Mango schälen und der Länge nach rundherum bis
zum Kern einschneiden. Das Fruchtfleisch in schmalen Spalten
vom Kern schneiden und in eine große Servierschüssel geben.
Beiseitestellen. Die Pfirsiche schälen, entkernen und grob zerkleinert in den Mixer geben. (Sehr harte Fruchtstücke können
Sie mit einem Achtelliter Wasser in einen Topf geben und köcheln lassen, bis sie weich sind. Abkühlen lassen.)

Die Kokosmilchdose etwa 10 Sekunden lang kräftig schütteln, dann öffnen und die Kokosmilch in den Mixer gießen.
Joghurt und Ingwersirup hinzufügen und das Ganze pürieren,
bis die Masse glatt und sämig ist. Das Pfirsichpüree und den
zerkleinerten Ingwer zu den Mangoscheiben geben und alles
gut mischen. Zum Servieren mit Minzeblättern garnieren. Die

Suppe nicht kühl stellen, damit sich die Fettbestandteile nicht verfestigen.

Tipps & Infos

- Kokosmilch wird durch Auspressen des Kokosfleisches gewonnen, es ist nicht das Kokosnusswasser, das sich im Inneren der Kokosnuss befindet. Die für dieses Rezept geeignete Kokosmilch ist dünnflüssig und enthält 55 Prozent Kokosextrakt sowie 45 Prozent Wasser, keine Dickungsmittel oder andere Zusätze. Nicht die cremige Kokosmilch verwenden; sie ist um ein Vielfaches kalorienreicher als die dünnflüssige! Die Kokosmilch ist in Dosen in gut sortierten Supermärkten und Asia-Shops erhältlich.
- Bei vollreifen Pfirsichen tropft der Saft heraus, wenn man ins Fruchtfleisch schneidet. Man kann auch Pfirsiche aus der Dose (ohne Zuckerzusatz!) verwenden.
- Statt der Mango können Sie auch Kiwis nehmen, die besonders viel Vitamin C enthalten.
- Für einen Powerdrink zum Frühstück geben Sie einfach alle Zutaten in den Mixer und pürieren sie zu einem cremigen Getränk.

Die Pluspunkte

Pfirsiche und Mangos sind ausgezeichnete Lieferanten von Vitamin C und Beta-Carotin. Kokosnussmilch enthält wertvolle Fettsäuren, die zum Virenschutz beitragen. Naturjoghurt ist nicht nur eine gute Kalziumquelle, sondern bietet auch eine Menge gesundheitsfördernder Bakterien und Nährstoffe.

Spezialsuppen

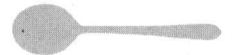

7
Zum Entwässern: Selleriesuppe mit Bohnen und Petersilie
4 Portionen

Die Suppe dient dem Abbau von überschüssigen Wassereinlagerungen.

1 großer Knollensellerie
1 mittelgroße Kartoffel
1 große Zwiebel
1 große Hand voll Petersilie
4 EL Sonnenblumenkerne
Saft von 1 Knollensellerie
850 ml Wasser (oder Bohnenbrühe)
1 Dose Dicke Bohnen, abgegossen und abgespült oder 200 g frische
    Dicke Bohnenkerne
2 EL Sojacreme
2 EL Leinöl
schwarzer Pfeffer aus der Mühle

Knollensellerie, Kartoffel und Zwiebel schälen, grob zerkleinern und in einen großen Topf geben. Die Petersilie waschen, die Blätter abzupfen und beiseitelegen. Die Petersilienstängel grob zerkleinern und in den Topf geben. Die Sonnenblumenkerne sowie den Selleriesaft und das Wasser (oder die Bohnenbrühe) hinzufügen. Den Topfdeckel auflegen und bei großer Hitze zum Kochen bringen. Die Hitze verringern und das Ganze etwa 25 Minuten köcheln lassen, bis die Kartoffel- und Selleriestücke weich sind. Vom Herd nehmen und alles mit einem Stabmixer pürieren. Die Bohnen unterrühren.

Den Topf wieder auf den Herd setzen und die Suppe bei mittlerer Hitze 2 Minuten köcheln lassen, bis die Bohnen gut durchgewärmt sind (bei Verwendung von frischen Bohnenkernen: 5 bis 10 Minuten garen, bis sie weich sind).

Kurz vor dem Servieren die Petersilienblätter sehr fein hacken und in die Suppe geben. Die Sojacreme und das Leinöl unterrühren. Mit Pfeffer abschmecken.

Wichtig: Die Suppe nicht salzen!

Tipps & Infos
- Wer keinen Entsafter besitzt, um den Saft aus einer geschälten, zerkleinerten Sellerieknolle zu gewinnen, kann stattdessen auch einen Viertelliter Wasser nehmen, wodurch die Suppe allerdings etwas von ihrer entwässernden Wirkung verliert.
- Wenn möglich, Bohnenbrühe verwenden. Dafür die Samenhülsen von Dicken Bohnen waschen, grob zerkleinern und in ungesalzenem Wasser 30 Minuten kochen. In eine Schüssel abgießen.

Die Pluspunkte

Sellerie und Petersilie helfen dem Immunsystem, die Proteinpartikel, die ins Körpergewebe gedrungen sind und dort Wasser anziehen, aufzuspalten und abzubauen. Sobald diese Störenfriede beseitigt sind, kommt das überschüssige Wasser in Bewegung, wobei das gesunde Nahrungsmittelpaar die Nieren unterstützt, die Flüssigkeit auszuscheiden. Während pharmazeutische Entwässerungsmittel sehr viele Nährstoffe mit ausschwemmen, fördern Sellerie und Petersilie sowohl den Abbau als auch den Abfluss von Wasseransammlungen, führen dabei dem Körper aber gleichzeitig wieder die dringend benötigten Nährstoffe zu. Die Sonnenblumenkerne steuern essenzielle Aminosäuren wie Methionin und Tryptophan bei.

In der chinesischen Heilkunde gilt die aus den Samenhülsen der Dicken Bohnen gekochte Brühe als eines der hilfreichsten sanften Entwässerungsmittel.

8

Anti-Aging-Suppe
4 bis 6 Portionen

Diese Suppe möglichst im Schnellkochtopf zubereiten, weil so die Nährstoffe am besten erhalten bleiben.

2 EL Naturreis (Vollkornreis)
Karkasse von 1 Huhn aus biologischer Haltung
1 Hühnerleber, küchenfertig geputzt
1 Hühnerherz
1 Hühnerhals
1 EL Miso
2 große Hand voll dunkelgrünes Blattgemüse, grob zerkleinert
2 Möhren, geschält und in Scheiben geschnitten
2 Tomaten, geviertelt
1 mittelgroße Zwiebel, geschält und grob zerkleinert
4 Knoblauchzehen, zerdrückt
ein paar Stückchen Wakame-Alge
1 daumengroßes Stück frischer Ingwer, geschält und in feine Stifte
  geschnitten
Saft von ½ Zitrone
1 EL Natives Olivenöl extra
½ TL Kurkuma (Gelbwurz)
1 Prise Cayennepfeffer
natriumarmes Salz

Den Reis in einem Viertelliter Wasser einweichen. Die Karkasse zerkleinern und in den Schnellkochtopf schichten (die Teile sollten so klein sein, dass sie sich platzsparend in den Topf setzen lassen). Eventuell noch vorhandene grünlich-gelbliche Bestandteile von der Leber sorgfältig entfernen (sie sind bitter). Leber, Herz und Hals ebenfalls in den Schnellkochtopf geben. So viel kaltes Wasser zugießen, dass alles gut bedeckt ist. Das Ganze auf höchster Gar-/Dampfstufe (Gebrauchsanleitung des Topfes beachten!) 25 Minuten kochen. Abkühlen lassen.

Die Karkassen-Brühe durch ein feines Sieb in einen großen Suppentopf abseihen. Die Fleischreste sorgfältig von den Knochen lösen. Die Leber mit den Fingern zerbröseln oder im Mörser zerstoßen. Das Herz in feine Scheiben schneiden. Alles in die Brühe geben. Kleine weiche Knochen im Mörser fein zerstoßen, sodass sich daraus ein Teelöffel voll Paste ergibt. Die Paste in die Brühe einrühren. Die verbliebenen Reste der Karkasse und den Hühnerhals wegwerfen.

Miso in der Brühe auflösen. Den Reis abgießen und zusammen mit allen restlichen Zutaten – bis auf das Salz – hinzufügen. Nach Belieben mit Cayennepfeffer abschmecken. Das Ganze zum Kochen bringen, dann 40 Minuten köcheln lassen. Zum Schluss eventuell mit einer kleinen Prise Salz abschmecken. Wer mehr würzige Schärfe möchte, fügt noch etwas Cayennepfeffer hinzu.

Tipps & Infos

- Eine Karkasse ist das Gerippe eines Huhns, das nach dem Ablösen von Kopf, Keulen, Flügeln und Brustfleisch übrig bleibt, wobei an dem Gerippe noch einiges Fleisch haftet. Karkassen bekommt man bei vielen Biometzgern (eventuell auf Vorbestellung). Für dieses Rezept eignet sich auch die Karkasse von jedem anderen Geflügel aus biologischer Haltung.

- Verwenden Sie möglichst Kome-Miso oder Genmai-Miso, also die Form von Miso (einer japanischen Würzpaste), die aus Sojabohnen und Reis beziehungsweise Naturreis hergestellt wird.

- Auswahl nach Belieben, doch je dunkelgrüner das Gemüse ist, umso besser. Besonders gut geeignet sind zum Beispiel Grünkohl, Wirsing, Rosenkohl oder Brunnenkresse.

- Kurkuma (Gelbwurz) ist eine ausgesprochen gesunde Zutat, doch es verleiht der Suppe eine gelbliche Farbe. Wer solch eine Verfärbung nicht mag, kann dieses Gewürz weglassen.

Die Pluspunkte

Diese Suppe ist bis obenhin mit gesundheitsfördernden Zutaten vollgepackt. Und ganz nebenbei bietet sie eine ausgezeichnete Möglichkeit, Geflügelkarkassen und -innereien nutzbringend zu verwerten.

Geflügelleber ist reich an Proteinen, Vitamin A, Folsäure, Eisen, Kupfer, Zink und B-Vitaminen. Die Knochen enthalten viel Kalzium, Magnesium und andere Mineralstoffe, außerdem liefern sie die Aminosäure Glycin, die Ihrer Leber bei den Entgiftungsprozessen hilft. Die Geflügelgelenke geben Glucosamin (ein Knorpel- und Gelenkhautbaustein) ab, das Ihren eigenen Gelenken nützt. Cayennepfeffer und Ingwer »wärmen« den Kreislauf und fördert den Blutfluss. Wakame steuert wertvolles Jod bei. Hinzukommen die im Naturreis und Miso enthaltenen

B-Vitamine, die hilfreichen Schwefelverbindungen, mit denen sowohl der Knoblauch als auch die Zwiebel aufwarten, sowie die Antioxidantien in den Möhren und dem dunkelgrünen Blattgemüse. Nähere Informationen zum gesundheitlichen Nutzen von Kurkuma finden Sie bei den Pluspunkten der Suppe Nr. 45. Wer die Anti-Aging-Suppe regelmäßig verspeist, trägt in der Tat sehr viel zur Verjüngung seines Körpers bei!

Kohlsuppen

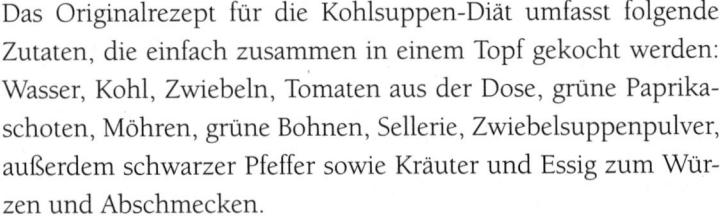

Das Originalrezept für die Kohlsuppen-Diät umfasst folgende Zutaten, die einfach zusammen in einem Topf gekocht werden: Wasser, Kohl, Zwiebeln, Tomaten aus der Dose, grüne Paprikaschoten, Möhren, grüne Bohnen, Sellerie, Zwiebelsuppenpulver, außerdem schwarzer Pfeffer sowie Kräuter und Essig zum Würzen und Abschmecken.

Als *Magic Soup Diet*, »magische Suppen-Diät«, trat dieses einfache Gericht einst seinen ungebremsten Siegeszug an. In den Zutaten lässt sich aber wahrhaft keine Magie entdecken, also liegt der Schlüssel zum Erfolg wohl hauptsächlich in der Tatsache, dass es sich um eine Suppe handelt. Wie die Forschung zeigt, hält die Kombination von Wasser und festen Nahrungsmitteln tatsächlich den Appetit im Zaum.

Manchen Leuten macht es nichts aus, tagelang die gleiche Suppe zu essen. Da die meisten Menschen jedoch die Abwechslung schätzen, finden Sie nachfolgend fünf Kohlsuppenvarianten. So schlagen Sie zwei Fliegen mit einer Klappe: mehr Genuss und alle Vorteile, die der Kohl Ihrer Gesundheit bietet.

Die Pluspunkte

Die Pluspunkte gelten für alle der nachfolgenden Kohlsuppen-rezepte: Kohl unterstützt Ihre Leber dabei, Giftstoffe und Abbau-produkte der Hormone in harmlose Substanzen zu verwandeln. Damit leistet er zum Beispiel Frauen, die unter den gesundheit-lichen Beschwerden infolge eines hohen Östrogenspiegels leiden, besonders gute Dienste. Außerdem enthält dieses Gemüse eine beachtliche Menge des hochwirksamen Flavonoids Quercetin, das Viren und durch sie hervorgerufene Krankheiten bekämpft und allergischen Reaktionen sowie dem grünen Star vorbeugt.

Verwenden Sie häufig die dunkelgrünsten Kohlsorten, die Sie finden können, Wirsingskohl eignet sich zum Beispiel besonders gut.

9

Baskische Kohlsuppe mit Weißen Bohnen
4 Portionen

Wegen ihres hohen Gehalts an tierischen Fetten und Salz sollten weder Schinken noch Chorizo (spanische Knoblauchwurst) oder Pancetta (italienischer Bauchspeck) häufiger auf Ihrem Speiseplan stehen. Doch Ausnahmen bestätigen die Regel, zumal diese geschmacksintensiven Produkte einer milden Suppe eine köstliche Würze verleihen.

4 EL Olivenöl
1 mittelgroße Zwiebel, geschält, halbiert und in feine Halbringe
    geschnitten
½ mittelgroßer Grünkohl, in feine Streifen gehobelt
¼ l kochendes Wasser
400 g Weiße Bohnen aus der Dose oder vorgegart
2 Knoblauchzehen, zerdrückt
220 g Chorizo, klein gewürfelt
1 TL Kümmelsamen (oder Fenchelsamen)
natriumarmes Salz
schwarzer Pfeffer aus der Mühle

Das Öl bei mittlerer Hitze in einem großen Topf heiß werden lassen. Die Zwiebelringe zugeben und unter Rühren glasig dünsten. Den Kohl und den Viertelliter kochendes Wasser hinzufügen. Zugedeckt zum Kochen bringen und unter gelegentlichem Rühren 5 Minuten garen, bis der Kohl zusammenfällt.

Inzwischen die Hälfte der Bohnen mit der Gabel zerdrücken. Den Bohnenbrei (er dickt die Suppe an), die restlichen Bohnen, den Knoblauch, die Chorizo und den Kümmel gründlich unter den Kohl mischen. So viel heißes Wasser hinzufügen, dass alles gut bedeckt ist. Zum Kochen bringen. Die Hitze etwas verringern und die Suppe 40 Minuten köcheln lassen. Zum Schluss mit ein wenig Salz und Pfeffer nach Belieben abschmecken.

Tipps & Infos

- Praktisch für diese Suppe – und alle anderen in diesem Buch aufgeführten Suppen, die lange und langsam köcheln müssen – ist ein Crockpot (auch Slow Cooker genannt), eine moderne Art des Kochens auf Sparflamme. In diesem Topf mit integriertem Heizelement und fest schließendem Deckel garen die Gerichte bei beständiger niedriger Temperatur über mehrere Stunden, ohne dass man sich darum kümmern muss (Gebrauchsanleitung beachten!).
- Im Kapitel »Ein paar praktische Tipps zum Schluss« finden Sie unter der Überschrift »Bohnen einfrieren« (siehe Seite 339) nützliche Hinweise zum Garen von Bohnenkernen.
- Die Chorizo-Sorten sind unterschiedlich gewürzt, von höllisch bis mild scharf; wählen Sie die Sorte, die Ihnen behagt.

Varianten

Statt Chorizo können Sie 50 Gramm Pancetta oder mageren Schinken (am Stück) verwenden: Pancetta oder Schinken in kleine Würfel schneiden und in einer Pfanne ohne Fett kross braten und 5 Minuten vor Ende der Garzeit in die Suppe rühren.

Die Basken kochen viele ihrer Eintopfgerichte, so auch diese Suppe, mit Schinkenbrühe, die sie aus den ausgelösten Knochen von rohem Schinken zubereiten. An diesen Knochen haftet meist noch reichlich Schinkenfleisch. Für diese Brühe den Knochen 2 Stunden in Wasser kochen, herausnehmen und abkühlen lassen. Statt Wasser kommt von Anfang an diese Brühe in die Suppe. Die Schinkenreste werden sorgfältig abgelöst, klein geschnitten und als Einlage in den Suppenteller gegeben. Schinkenknochen sind vielerorts schwer zu bekommen, da auch die Supermärkte mit Wursttheken den Schinken ohne Knochen geliefert bekommen. Gute Chancen hat man in Metzgereien, die ihre Schinken noch selbst auslösen.

10

Kohlsuppe mit Schinken und feinen grünen Erbsen
4 Portionen

2 EL Olivenöl
1 Zwiebel, geschält, halbiert und in feine Halbringe geschnitten
1 große Kartoffel, in grobe Würfel geschnitten
½ Kopf Kohl (Sorte nach Belieben), zerkleinert
1,2 l Hühnerbrühe (oder Gemüsebrühe)
220 g magerer gekochter Schinken, in feine Würfel geschnitten
200 g kleine Erbsen, frisch oder gefroren
natriumarmes Salz
schwarzer Pfeffer aus der Mühle
frische Minzeblätter

Das Öl bei mittlerer Hitze in einem großen Topf heiß werden lassen. Die Zwiebelringe zugeben und unter Rühren glasig dünsten. Kartoffeln, Kohl und Brühe hinzufügen und zum Kochen bringen. Die Hitze verringern und das Ganze etwa 30 Minuten köcheln lassen, bis der Kohl und die Kartoffeln gut weich sind. Vom Herd nehmen und die Suppe mit einem Stabmixer pürieren, bis sie glatt und schön sämig ist. Den Topf wieder auf den Herd setzen.

Die Schinkenwürfel und die Erbsen einrühren und alles nochmals 2 bis 3 Minuten köcheln lassen, bis der Schinken gut durchgewärmt ist und die Erbsen weich, aber noch bissfest sind. Die Suppe mit ein wenig Salz abschmecken, aber vorher probieren, ob dies überhaupt nötig ist, da sowohl die Brühe als auch der

Schinken schon ziemlich salzig sind. Zum Servieren die Suppe mit Pfeffer bestreuen und mit Minzeblättern garnieren.

Tipps & Infos

- Statt der Erbsen können Sie auch 200 Gramm Möhren nehmen; die Möhren in kleine Würfel schneiden, dann werden sie schneller gar.
- Ein leckerer Erbsenersatz sind auch Augenbohnen (kleine Dose, abgegossen und abgespült oder vorgekocht), die nicht lange köcheln müssen.

11
Würzige Kohlsuppe mit Kabeljau und Knoblauch
4 bis 6 Portionen

4 EL Olivenöl

1 mittelgroße Zwiebel, geschält, halbiert und in feine Halbringe
   geschnitten

4 Knoblauchzehen, zerdrückt

1 daumengroßes Stück frischer Ingwer, geschält und in feine Stifte
   geschnitten

2 rote Chilischoten, fein zerkleinert (Samen und Scheidewände
   entfernt)

kochend heißes Wasser

1 kleiner bis mittelgroßer Grünkohl (oder Wirsing), geviertelt und in
   feine Streifen gehobelt

600 ml Gemüsebrühe

90 g Naturreis

225 g Kabeljaufilet (oder ein anderer Weißfisch), mundgerecht
   gewürfelt

natriumarmes Salz

Das Öl in einem großen Topf erhitzen und die Zwiebelringe darin
goldgelb braten (nicht bräunen). Knoblauch, Ingwer und Chili
hinzufügen und kurz andünsten. Den Kohl und einen Viertelliter kochendes Wasser zugeben. Alles gut mischen. Das Ganze bei
starker Hitze zum Kochen bringen und – zugedeckt – 5 Minuten garen, bis der Kohl zusammengefallen ist; dabei gelegentlich
rühren und bei Bedarf Wasser zugießen, damit nichts anbrennt.

Die Brühe und so viel kochend heißes Wasser zugießen, dass alles gut bedeckt ist. Erneut zum Kochen bringen, die Hitze verringern und die Suppe 30 Minuten köcheln lassen, bis der Kohl weich ist.

In den Zwischenzeit den Reis separat in kochendem Wasser (die Wassermenge sollte dem doppelten Reisvolumen entsprechen) 20 bis 25 Minuten weich garen. Eventuell noch vorhandene Flüssigkeit abgießen.

Zum Schluss den Fisch in die Suppe geben und – zugedeckt – 5 Minuten nur leicht köchelnd garen; dabei zwischendurch umrühren und bei Bedarf weiteres kochendes Wasser zugeben. Mit ein wenig Salz abschmecken.

Zum Servieren ein paar Löffel Reis in den Teller geben und die Suppe darüber gießen.

Tipps & Infos

- Um die Suppe nicht mit Chilischärfe zu überlagern, sollten Sie nicht nur eine milde Sorte kaufen, sondern auf jeden Fall die Kerne und die Scheidewände sorgfältig entfernen, denn dort konzentriert sich die Schärfe (das Capsaicin). Faustregel: Je kleiner die roten Chilischoten sind, umso mehr tendieren sie zur höllischen Schärfe.
- Sie können auch 200 Gramm bereits gekochten Naturreis verwenden und im Wasserbad erwärmen.

12
Dicke Kohlsuppe mit Kartoffeln und Ziegenkäse
4 Portionen

1 mittelgroßer Weißkohl, in kurze feine Streifen gehobelt
2 Lorbeerblätter
2 Knoblauchzehen, zerdrückt
1 Prise frisch geriebene Muskatnuss
1,2 l Kuhmilch (oder Sojamilch)
2 mittelgroße oder vier kleine festkochende Kartoffeln, ungeschält
2 leicht gehäufte EL Pfeilwurzmehl (Pfeilwurzstärke)
100 g weicher Ziegenkäse
natriumarmes Salz
Pfeffer aus der Mühle
frische Schnittlauchröllchen

Den Kohl mit einem Viertelliter Wasser in einen großen Topf geben und zum Kochen bringen. Zugedeckt 5 Minuten kochen lassen, bis der Kohl zusammengefallen ist; dabei gelegentlich umrühren und bei Bedarf heißes Wasser zugießen, damit nichts anbrennt. Lorbeerblätter, Knoblauch, Muskatnuss, die Milch und so viel Wasser hinzufügen, dass der Kohl gut bedeckt ist. Erneut zum Kochen bringen, dann das Ganze auf niedrigster Stufe 1 Stunde köcheln lassen; dabei zwischendurch umrühren.

In der Zwischenzeit die Pellkartoffeln weich garen, abkühlen lassen und schälen. (Die Garzeit hängt von der Größe der Kartoffeln ab.)

Etwa 5 Minuten vor Ende der Garzeit des Kohls das Pfeilwurzmehl in einem Schälchen mit etwas Wasser zu einer glatten, sämigen Paste verarbeiten und in die Suppe geben – rühren, bis sie andickt.

Die Suppe vom Herd nehmen und den Käse einrühren, bis er vollkommen geschmolzen ist. Die Kartoffeln klein würfeln und in die Suppe geben. Um die Kartoffeln durchzuwärmen, die Suppe nochmals auf den Herd setzen; sie darf aber nicht mehr kochen. Zum Schluss (nur bei Bedarf) mit etwas Salz abschmecken.

Zum Servieren die Suppe in Teller geben, mit Pfeffer bestreuen und mit (nach Belieben reichlich) Schnittlauch garnieren.

13
Ukrainischer Borschtsch
6 Portionen

1 mittelgroßer Grünkohl, grob zerkleinert
3 mittelgroße Kartoffeln, geschält und in dünne Scheiben geschnitten
600 ml Hühnerbrühe (oder Gemüsebrühe)
2 mittelgroße Möhren, geschält und grob zerkleinert
4 EL Olivenöl
1 mittelgroße Zwiebel, geschält und in feine Würfel geschnitten
1 kleine Dose pürierte Tomaten
3 mittelgroße Knollen Rote Bete, gekocht, geschält und grob
   gewürfelt
schwarzer Pfeffer aus der Mühle
natriumarmes Salz
Sauerrahm (saure Sahne)
frische Schnittlauchröllchen

Kohl und Kartoffeln in einen großen Topf geben, ein wenig mischen und zusammendrücken. Die Brühe und so viel Wasser zugießen, dass die Mischung knapp bedeckt ist. Das Ganze zum Kochen bringen und 15 Minuten köcheln lassen. Die Möhren hinzufügen und alles bei verringerter Hitze etwa 15 Minuten weiter köcheln lassen, bis das Gemüse weich ist.

In der Zwischenzeit das Öl in einer Pfanne erhitzen und darin die Zwiebeln glasig braten (nicht bräunen).

Ist das Gemüse weich, die pürierten Tomaten sowie die Zwiebeln samt dem Öl gründlich unterrühren. Dann die Rote Bete unterheben. Die Suppe mit Pfeffer würzen und bei Bedarf mit etwas Salz abschmecken.

Zum Servieren bei jeder Portion einen Löffel voll Sauerrahm in die Mitte geben und Schnittlauch darüber streuen.

Die Pluspunkte

Ich habe dieses Rezept während eines Besuchs in der Ukraine entdeckt. Dort zählt diese Suppe gewissermaßen zu den Grundnahrungsmitteln. Im Originalrezept wird Sonnenblumenöl verwendet, aber ich habe es durch Olivenöl ersetzt, das ein Erhitzen besser verträgt. Rote Bete stimuliert die Leberzellen und ist eine der besten Quellen für Eisen, das vom Körper gut absorbiert werden kann.

Die Ukrainer geben noch etwas klein geschnittenes Hühnerfleisch in den Borschtsch. Das habe ich hier weggelassen, weil ich die Suppe ohne dieses Fleisch besser finde. Sie können aber ein paar Bröckchen mageres Geflügelfleisch hinzufügen, wenn Sie den Proteingehalt erhöhen möchten.

Kalte Suppen

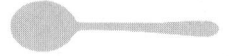

14

Sopa de ajo blanco – Kalte Knoblauchsuppe mit Mandeln

4 Portionen

2 geschmacksintensive Äpfel (zum Beispiel Cox Orange), geschält, entkernt, in kleine Stücke geschnitten
2 große oder 4 kleine Scheiben altbackenes französisches Weißbrot, Rinde entfernt
200 g Mandelgrieß (fein gemahlene Mandeln)
2 Knoblauchzehen, zerdrückt
2 EL Apfelessig
100 ml Natives Olivenöl extra
1 Prise natriumarmes Salz
weiße Weintrauben (nach Belieben)

Die Apfelstücke mit etwas Wasser in einen kleinen Topf geben und 5 bis 10 Minuten garen, bis sie ganz weich sind. Vollkommen kalt werden lassen.

Das Brot in eine Schüssel geben und mit so viel eiskaltem Wasser beträufeln, dass es weich wird.

Äpfel samt Flüssigkeit, Brot, Mandeln, Knoblauch, Apfelessig, Olivenöl und Salz in den Mixer geben und nach und nach eiskaltes Wasser in kleinen Portionen zugießen, bis die Masse glatt und cremig ist. Die Konsistenz sollte wie eine Cremesuppe sein.

Die Suppe kann sofort verzehrt werden. Man kann sie aber auch einige Stunden in den Kühlschrank stellen, was den intensiven Geschmack des rohen Knoblauchs etwas mildert.

Traditionell garniert man diese Suppe mit weißen Weintrauben.

Tipps & Infos

- Der Mandelgeschmack der Suppe wird noch intensiver, wenn Sie ganze Mandeln mit braunen Häutchen blanchieren (um die Häutchen zu entfernen) und in einem guten Universal-Zerkleinerer selbst mahlen. Allerdings sollten Sie die Suppe dann durch ein feines Sieb passieren, um größere Partikel zu entfernen.

Die Pluspunkte

Wenn Sie ein Knoblauch-Fan sind, wird Ihnen dieses uralte spanische Rezept ganz besonders viel Freude machen. Die Suppe wirkt, als sei sie mit einem Riesenbecher Sahne zubereitet. Brot zum Andicken klingt nicht gerade verführerisch, doch Sie werden überrascht sein, wie gut das Ergebnis schmeckt.

Die Sopa de ajo blanco (*sopa* = Suppe, *ajo blanco* = Knoblauch) enthält im Original keine Äpfel. Ich habe diese köstliche Frucht hinzugefügt, weil sie nicht nur zusätzliche wertvolle Nährstoffe mit sich bringt, sondern auch einen noch raffinierteren Geschmack.

Roher Knoblauch bekämpft Pilze und Bakterien. Mandeln enthalten viel Kalzium, Magnesium und Zink. Regelmäßiger Verzehr von Mandeln trägt dazu bei, das LDL (das »schlechte« Cholesterin) zu senken. Mandeln und Olivenöl enthalten gesunde einfach ungesättigte Fettsäuren; wobei Natives Olivenöl auch noch reich an Antioxidantien ist.

15
Avocado-Salsa-Suppe
2 Portionen

200 g fettarmer Frischkäse
Saft von 1 Zitrone
1 kleine Zwiebel, geschält und zerkleinert
1 kleine grüne Chilischote, entkernt und grob zerkleinert
1 EL Natives Olivenöl extra
½ TL Knoblauchpulver
1 Prise natriumarmes Salz
2 Tomaten, enthäutet
4 reife Avocados
schwarzer Pfeffer aus der Mühle
1 Frühlingszwiebel, in hauchdünne Ringe geschnitten

Frischkäse, Zitronensaft, Zwiebeln, Chili, Olivenöl, Knoblauch-pulver und 600 Milliliter Wasser in den Mixer geben. Die Tomaten vierteln und das Innere durch ein Haarsieb in den Mixer geben, sodass die Samen zurückbleiben. Das feste Fruchtfleisch in kleine Würfel schneiden und beiseitelegen.

Die Avocados entkernen, schälen und das Fruchtfleisch in den Mixer geben. Die Mischung mixen, bis sie glatt und cremig ist.

Die Salsa in Suppenschalen füllen und mit Pfeffer sowie Zwie-belringen bestreuen. Sofort servieren (das Fruchtfleisch der Avocado verliert schnell seine appetitliche Farbe und den feinen Geschmack).

Die Pluspunkte

Avocados sind extrem nährstoffreich; sie enthalten reichlich Proteine, einfach und mehrfach ungesättigte Fettsäuren, Vitamin B_6 und andere B-Vitamine, Vitamin E sowie Kupfer. Ihr Kaliumgehalt ist dreimal höher als der von Bananen. Der Frischkäse steuert Kalzium und Proteine bei. Und die Zwiebeln in verflüssigter Form wirken beruhigend und heilend auf den Darm.

16

Kalter Himbeer-Borschtsch

4 Portionen

450 g Rote Bete aus dem Glas, grob zerkleinert
275 ml Rote-Bete-Saft (aus dem Reformhaus)
100 g frische Himbeeren
1 mittelgroße rote Zwiebel, geschält und grob zerkleinert
1 EL Balsamico-Essig
Zitronensaft
Sauerrahm (saure Sahne)
Orangen- und Zitronenzesten

Rote-Bete-Stücke und -Saft, Himbeeren, Zwiebeln sowie den Essig im Mixer zu einer glatten und sämigen Mischung verarbeiten. Nach Belieben die Masse durch ein feines Sieb passieren, um die Himbeerkernchen zu entfernen.

Den Himbeer-Borschtsch mit Zitronensaft abschmecken; dabei den Saft in Miniportionen einrühren, bis die Mischung aus dem Erdig-süßlichen der Roten Bete und dem Säuerlichen der Zitrone dem persönlichen Geschmack entspricht. Nach Belieben kann die Suppe jetzt noch mit Rote-Bete-Saft verdünnt werden. Für 1 bis 2 Stunden in den Kühlschrank stellen.

Die Suppe in Schälchen füllen und mit einem Esslöffel Sauerrahm sowie ein paar Orangen- und Zitronenzesten servieren.

Tipps & Infos

- Die Suppe schmeckt auch warm sehr gut (bei schwacher Hitze erwärmen, nicht sprudelnd kochen lassen).
- Würzen mit Salz ist nicht nötig, Sie können aber, wenn Sie mögen, ganz zum Schluss etwas natriumarmes Salz hinzufügen.

Die Pluspunkte

Die Rote Bete stimuliert die Leberzellen, außerdem liefert sie Eisen in einer Form, die der Körper gut aufnehmen kann. Himbeeren sind (wie andere dunkelrote oder purpurfarbene Früchte) reich an verschiedenen krebshemmenden Stoffen, wie zum Beispiel Ellagsäure und Anthocyanidine.

17

Kalte Tomatensuppe mit Gurken und Paprika
4 Portionen

1 Biosalatgurke
1 Paprikaschote (Farbe nach Belieben)
1,2 l reiner Tomatensaft (100 % Fruchtgehalt) aus Flasche oder
   Tetrapak
1 Knoblauchzehe, zerdrückt
1 Frühlingszwiebel, grob zerkleinert
1 TL Kapern
4 EL Natives Olivenöl extra
1 Spritzer Tabascosauce
2 große Fleischtomaten, enthäutet und in Scheiben geschnitten
natriumarmes Salz (nach Belieben)
Eiswürfel

Die Gurke gründlich waschen, trocknen und halbieren. Eine Gurkenhälfte in hauchdünne Scheiben hobeln, in einer Schüssel beiseitestellen. Die andere Hälfte grob zerkleinern und in den Mixer geben. Die Paprikaschoten halbieren, Stielansatz, Samen und die weißen Scheidewände entfernen. Die eine Paprikahälfte grob zerkleinern und in den Mixer geben. Die andere in kleine Würfel schneiden und in einem Schüsselchen beiseitestellen. Die Schüsseln mit den Gurkenscheiben und dem Paprika mit Frischhaltefolie abdecken.

Tomatensaft, Knoblauch, Frühlingszwiebelstücke, Kapern, Olivenöl und Tabascosauce ebenfalls in den Mixer füllen. Das

Ganze mixen, bis die Masse glatt und sämig ist. Die Suppe in eine große Schüssel füllen und die Tomatenscheiben unterheben. Die Schüssel zudecken und 1 bis 2 Stunden in den Kühlschrank stellen.

Kurz vor dem Servieren die Suppe (wenn gewünscht) mit etwas Salz abschmecken und eine große Hand voll Eiswürfel hineingeben. Die Gurkenscheiben und Paprikawürfel separat als Suppeneinlage reichen.

Die Pluspunkte

Der Tomatensaft aus Dose oder Tetrapak enthält reichlich von dem Farbstoff Lycopin, der in den tiefroten, sonnengereiften Tomaten steckt, die gute Hersteller für ihre Tomatenprodukte verwenden. Er zählt zu den hochwirksamen Antioxidantien. Je röter die Tomaten sind, umso mehr Lycopin enthalten sie. Große Studien zeigen, dass Menschen, die viel lycopinreiche Nahrung verzehren, ein geringeres Risiko haben, an Prostata-, Blasen-, Gebärmutter-, Brust-, Lungen- oder Hautkrebs oder Krebsformen, die im Verdauungstrakt auftreten, zu erkranken. Tomaten sind außerdem eine ausgezeichnete Quelle für Folsäure, Vitamin C und Kalium.

Gurkensaft gilt traditionell als gutes Mittel gegen Harnwegsinfektionen und unterstützt die Behandlung von Darmparasiten wie Würmern. Außerdem liefern Gurken Silizium, das beim Knochenaufbau eine ausschlaggebende Rolle spielt.

Vorspeisensuppen

18

Spargelcremesuppe

2 Portionen

1 EL Butter
1 mittelgroße Zwiebel, geschält, halbiert und in feine Halbringe
geschnitten
1 gestrichener EL Reismehl (oder Weizenmehl)
600 ml heiße Hühnerbrühe (oder Gemüsebrühe)
1 mittelgroße Kartoffel, geschält und in Scheiben geschnitten
250 g frischer Spargel, geschält und in 1 cm lange Stücke geschnitten
1 EL Sahne
natriumarmes Salz (nach Belieben)
schwarzer Pfeffer aus der Mühle

Die Butter bei mittlerer Hitze in einem großen Topf zerlassen
und darin die Zwiebelringe glasig braten (nicht bräunen). Das
Mehl darüber streuen und 1 bis 2 Minuten rühren. Einen Viertelliter Brühe zugießen und weiterrühren, bis das Ganze angedickt
ist. Die restliche Brühe einrühren und die Kartoffelscheiben hinzufügen. Kurz aufkochen lassen. Die Hitze reduzieren und alles

20 Minuten köcheln lassen. Den Spargel zugeben und die Suppe weitere 10 Minuten köcheln lassen.

Die Suppe mit einem Stabmixer pürieren, dann die Sahne unterrühren. Nach Belieben mit Salz abschmecken (ist oft nicht nötig, da die Brühe meist genügend Salz mit sich bringt).

Die Suppe nochmals bei schwacher Hitze 5 Minuten durchwärmen und mit Pfeffer bestreut servieren.

Tipps & Infos

- Keine rote Zwiebel verwenden, sie würde die appetitliche helle Farbe der Suppe beeinträchtigen.

Die Pluspunkte

Spargel wurde schon lange Zeit medizinisch genutzt, bevor er als Gemüse auf den Tisch kam. Der Aromastoff Asparagin, der ihm den typischen Geschmack verleiht, wirkt harntreibend. Die in Spargel enthaltene Asparaginsäure unterstützt den Körper beim Abbau des schädlichen Ammoniaks.

19

Romanasalat-Suppe
1 bis 2 Portionen

1 Romanasalat
2 EL Butter
275 ml heiße Gemüsebrühe
2 EL Sahne (oder Sojacreme)
natriumarmes Salz (nach Belieben)
schwarzer Pfeffer aus der Mühle
2 EL fein geriebener Emmentaler (oder Gruyère)
frische Schnittlauchröllchen

Den Salatkopf im Ganzen waschen, abtropfen lassen und in einem Küchentuch trocken schleudern. Den Strunk herausschneiden und den quer gelegten Kopf in 5 Zentimeter breite Stücke schneiden.

Die Butter bei mittlerer Hitze in einer großen Pfanne zerlassen. Die Salatstücke hochkant in einer Schicht hineinsetzen und 2 Minuten dünsten, bis sich das untere Ende der Blätter leicht bräunt. Die Brühe zugießen und das Ganze – zugedeckt – 15 Minuten köcheln lassen, bis der Salat weich ist.

Die Salatblätter mit einer Siebkelle herausheben und in eine Suppenterrine geben. Die Sahne in die Brühe rühren. Mit Salz (nach Belieben) und Pfeffer abschmecken. Die Brühe in die Terrine füllen.

Die Suppe mit Käse und Schnittlauch bestreut servieren.

Die Pluspunkte

Diese Suppe hat nicht mehr Kalorien als ein Kopfsalat mit etwas Mayonnaise und Käse, doch sie sättigt wesentlich besser und hält viel länger vor. Viele verwenden Salate nur roh, doch er schmeckt auch gekocht wirklich ausgezeichnet. Wie andere grünblättrige Salat- und Gemüsesorten enthält der Romanasalat Magnesium, Folsäure und andere wichtige Nährstoffe.

20
Französische Zwiebelsuppe
2 bis 3 Portionen

4 große rote Zwiebeln
2 EL Olivenöl
70 ml Rotwein
600 ml kochend heißes Wasser
1 EL Genmai-Miso (Miso aus Naturreis und Sojabohnen)
1 TL fein zerkleinerter frischer oder ½ TL getrockneter Thymian
*   (oder Majoran)*
natriumarmes Salz
schwarzer Pfeffer aus der Mühle
pro Portion 1 Scheibe Baguette (nach Belieben)
pro Portion 1 gestrichener TL fein geriebener Emmentaler
*   (oder Gruyère)*

Die Zwiebeln schälen, halbieren, dann in feine Halbringe schneiden. Das Olivenöl bei mittlerer Hitze in einem großen Topf erhitzen und darin die Zwiebeln 20 Minuten braten; dabei immer wieder rühren, damit sie weder anbrennen noch schwarz werden. Mit Rotwein ablöschen und das Wasser zugießen. Miso gründlich einrühren. Den Thymian hinzufügen. Das Ganze zum Kochen bringen und bei verringerter Hitze 30 Minuten köcheln lassen. Falls die Suppe zu dick ist, noch etwas kochendes Wasser unterrühren. Mit Salz (Vorsicht, Miso ist ziemlich salzig) und Pfeffer abschmecken. Sehr heiß servieren.

Zum Servieren – wenn gewünscht – die Baguettescheiben auf

einer Seite in einer Pfanne ohne Fett rösten. Den Käse auf die gebräunte Seite geben und unterm Grill schmelzen lassen. Das Brot in eine Suppenschale setzen und die Suppe darüber gießen.

Die Pluspunkte

Miso, Olivenöl und Thymian (oder auch Majoran) geben dieser Variante der französischen Zwiebelsuppe den gesundheitsfördernden Kick. Miso ist eine japanische Würzpaste, deren Basis fermentierte Sojabohnen bilden; in der Küche Japans steht sie an der Spitze der gesunden Zutaten.

Durch den berühmten Verwandten Knoblauch wird der therapeutische Wert von Zwiebeln häufig vergessen. Das in Zwiebeln enthaltene Quercetin (ein Flavonoid) hemmt die Freisetzung von Histamin, das für allergische Reaktionen, Entzündungen und Asthmaanfälle verantwortlich ist. Rote Zwiebeln enthalten Anthocyane (Pflanzenfarbstoffe), die zu den hochwirksamen Antioxidantien zählen.

21
Gesunde Tassensuppe
1 Portion

1 TL Miso
1 EL hauchdünn geschnittene Frühlingszwiebelringe
1–2 TL Kombu-Flocken

Miso in einer großen Tasse in kochend heißem Wasser auflösen. Frühlingszwiebelringe und Kombu-Flocken hinzufügen und das Ganze ein paar Minuten ziehen lassen.

Tipps & Infos
- Miso ist ziemlich salzig, sodass man aufpassen muss, für eine Suppenportion nicht zu viel davon zu nehmen.
- Verwenden Sie möglichst Kome-Miso beziehungsweise Genmai-Miso, also die Form von dieser japanischen Würzpaste, die aus Sojabohnen und Reis beziehungsweise Naturreis besteht.
- Kombu ist getrockneter Seetang, den Sie als Flocken oder in anderer getrockneter Form in Asia-Shops bekommen. Er ist ein fester Bestandteil der japanischen Küche.
- Geschmacklich lässt sich diese Tassensuppe ausgezeichnet variieren, zum Beispiel mit einem halben Teelöffel Tomatenmark, ein paar Tropfen Zitronensaft, einer Prise Knoblauchpulver oder schwarzem Pfeffer aus der Mühle.

Die Pluspunkte

Warum soll man sich mit den ganzen Instantsüppchen herumplagen, in denen doch nur lauter künstliche Stoffe stecken, wenn eine gesunde Tassensuppe im Handumdrehen fertig ist? Miso stammt aus Japan, wird aus fermentierten Sojabohnen hergestellt, schmeckt so ähnlich wie Hefeextrakt und enthält reichlich Mineralstoffe sowie B-Vitamine, aber auch ein paar Proteine. In der fernöstlichen Heilkunde zählt Miso zu den »wärmenden« Nahrungsmitteln und gilt als sehr hilfreiche Unterstützung bei der Behandlung von Schwächezuständen, Verdauungsstörungen, geschwächten Abwehrkräften, ständigem Frösteln, grippalen Infekten und Erkältungen. Diese Würzpaste eignet sich besonders gut für Suppen, Brühen und Eintöpfe.

Seetang ist reich an Jod, an dem es bei Landpflanzen häufig mangelt. Jod benötigt der Körper zur Gesunderhaltung der Schilddrüse und um einer Überproduktion von Östrogenen vorzubeugen.

22

Ungarische Pilzsuppe

2 Portionen

2 EL Butter
6 Schalotten, geschält und geviertelt
1 gestrichener EL Reismehl (oder Weizenmehl)
600 ml heiße Gemüsebrühe
1 TL Paprikapulver
180 g frische Champignons, in feine Scheiben geschnitten
1 EL Tomatenmark
2 EL Sauerrahm (saure Sahne)
natriumarmes Salz
schwarzer Pfeffer aus der Mühle

Die Butter bei mittlerer Hitze in einem Topf zerlassen und darin die Schalotten einige Minuten anbraten, bis sie weich und leicht gebräunt sind. Das Mehl darüber streuen und alles gut verrühren. Die Brühe hinzufügen und rühren, bis sie angedickt ist. Paprikapulver, Champignons und Tomatenmark unterrühren. Kurz aufkochen lassen, dann die Suppe bei verringerter Hitze und zugedeckt 20 Minuten köcheln lassen, dabei gelegentlich umrühren.

Die Suppe vom Herd nehmen und den Sauerrahm einrühren. Mit Salz (sofern die Brühe nicht schon genügend Salz enthält) abschmecken.

Die Suppe mit Pfeffer bestreut sofort servieren.

Die Pluspunkte

Pilze sind eine gute Quelle für Chrom, ein Spurenelement, das der Körper braucht, um den Blutzuckerspiegel zu regeln – es dient also der Diabetesvorbeugung. Sie liefern auch B-Vitamine, Eisen, Kupfer und Zink.

Paprikapulver wird aus getrockneten Paprikaschoten hergestellt, wobei das Pulver je nach Paprikasorte und Anteil der Samen eine unterschiedliche Schärfe aufweist, von Rosenpaprika (extra scharf) bis edelsüß (mild). Seine rote Farbe weist auf seinen hohen Gehalt an Antioxidantien aus der Gruppe der Carotinoide hin.

Die Schalotten mit ihrem würzig-milden Zwiebelgeschmack enthalten wie Knoblauch und andere Zwiebelgewächse Schwefelverbindungen, die eine krebshemmende Wirkung besitzen und helfen, metallische Gifte wie Blei und Quecksilber aus dem Körper zu lösen.

23
Italienische Tomaten-Zwiebelsuppe
4 Portionen

4 EL Natives Olivenöl extra
1 mittelgroße Zwiebel, geschält, halbiert und in feine Halbringe geschnitten
1 Knoblauchzehe, zerdrückt
2 mittelgroße Stangen Staudensellerie, in feine Scheiben geschnitten
1 große Möhre, in feine Scheiben geschnitten
1 große Hand voll glattblättriger Petersilie, fein zerkleinert
2 Dosen/Tetrapaks (à 400 ml) gewürfelte Tomaten
600 ml Gemüsebrühe
125 g Naturreis
natriumarmes Salz
schwarzer Pfeffer aus der Mühle
geriebener Parmesan

Das Öl bei geringer Hitze in einem großen Topf heiß werden lassen. Zwiebelringe, Knoblauch, Sellerie und Möhren hinzufügen und unter Rühren andünsten, bis die Zwiebeln glasig sind. Petersilie, Tomaten samt Saft, Brühe und Reis zugeben. Das Ganze zum Kochen bringen, dann bei verringerter Hitze 45 Minuten köcheln lassen; dabei zwischendurch umrühren. Mit wenig Salz abschmecken.

Die Suppe mit Pfeffer und Parmesan bestreut sofort servieren.

Tipps & Infos

- Besonders köstlich schmeckt es, wenn sie Fischfilet, zum Beispiel Kabeljau, Goldbarsch oder Seelachs, in mundgerechte Stücke schneiden und zum Schluss in der Suppe 5 Minuten mitköcheln lassen (Fisch ist gar, wenn das weiße Fleisch nicht mehr durchscheinend wirkt und sich seine Lamellen leicht voneinander trennen lassen).

Die Pluspunkte

Wie frische Tomaten enthalten auch die konservierten Früchte reichlich Lycopin, das als hochwirksames Antioxidans zur Krebsvorbeugung beiträgt (Prostata-, Blasen-, Gebärmutter-, Brust-, Lungen- oder Hautkrebs und Krebsformen, die im Verdauungstrakt auftreten). Tomaten sind außerdem eine ausgezeichnete Quelle für Folsäure, Vitamin C und Kalium.

24
Potage de Crécy – Möhrencremesuppe
4 Portionen

1,2 l Gemüsebrühe
4 große Möhren, geschält und grob zerkleinert
4 EL Naturreis
2 TL Butter
8 Schalotten, geschält und geviertelt
1 EL frische Thymianblättchen
natriumarmes Salz
schwarzer Pfeffer aus der Mühle
Crème fraîche
Petersilie, fein zerkleinert

Brühe, Möhren und Reis in einem Topf zum Kochen bringen, dann bei verringerter Hitze – zugedeckt – 30 Minuten köcheln lassen, bis die festen Zutaten weich sind.

In der Zwischenzeit die Butter in einer Pfanne zerlassen und darin die Schalotten weich garen, ohne sie zu bräunen. Kurz beiseitestellen.

Die Möhren-Reis-Brühe vom Herd nehmen und mit einem Stabmixer pürieren; es reicht, wenn die Suppe eine cremige Konsistenz annimmt, aber noch Reispartikel sichtbar sind (das schmeckt sehr gut).

Schalotten und Thymian in die Suppe geben und ein paar Minuten durchwärmen lassen. Bei Bedarf mit etwas Salz abschmecken.

Die Suppe in flache Teller geben und jeder Portion ein Löffelchen Crème fraîche hinzufügen. Mit Pfeffer und Petersilie bestreut heiß servieren.

Die Pluspunkte

Crécy steht für tief orangefarbene, aromatische Möhren (solche Möhren werden in der Umgebung der französischen Ortschaft Crécy angebaut). Diese traditionelle Potage (Suppe) zählt zu den delikatesten Möhrengerichten und liefert auf köstlichste Weise alles, was Möhren an besonders Gesundem zu bieten haben: Carotinoide, Vitamine und Pektin. Da der Körper Beta-Carotin, das er in Vitamin A umwandelt, nur mit Hilfe von Fett aufnehmen kann, enthält das Gericht etwas Butter.

Die vielseitige Gewürz- und Heilpflanze Thymian wirkt antibakteriell, hilft gegen Blähungen, Sodbrennen und viele andere Beschwerden.

25

Bohnensuppe mit Äpfeln und Rettich

2 Portionen

*2 große geschmacksintensive Äpfel, entkernt und in Scheiben
    geschnitten*
1 Stück (etwa 15 cm) Rettich, geschält und in Scheiben geschnitten
*250 g Dicke Bohnen aus dem Glas oder der Dose, abgespült und
    abgetropft*
*1 EL fein zerkleinerte frische Salbeiblätter oder ½ TL getrockneter
    Salbei*
natriumarmes Salz
schwarzer Pfeffer aus der Mühle
1 EL Leinöl
frische Minze- oder Salbeiblätter

Apfel- und Rettichscheiben mit einem halben Liter Wasser in einen Topf geben und zum Kochen bringen, dann bei verringerter Hitze 10 Minuten köcheln lassen. Die Bohnen hinzufügen und weitere 5 Minuten garen. Die Mischung mit einem Stabmixer pürieren und anschließend durch ein Sieb passieren, die zurückbleibenden Schalen der Äpfel wegwerfen.

Die passierte Suppe wieder in den Topf geben, nochmals gut erwärmen (aber nicht mehr zum Kochen bringen) und den Salbei einrühren. Mit Salz und Pfeffer abschmecken.

Kurz vor dem Servieren das Leinöl unterrühren und die Suppe mit Minze- oder Salbeiblättern garniert servieren.

Die Pluspunkte

Diese köstliche, leichte Suppe eignet sich gut als Sommergericht oder – das ganze Jahr über – als Vorspeise. Die Bohnen wirken sich günstig auf den Cholesterin- und Blutzuckerspiegel aus und beugen einer Verstopfung vor. Sie enthalten Proteine und B-Vitamine. In der fernöstlichen Medizin gelten sie als wirksames Hilfsmittel beim Abbau von Wassereinlagerungen und beim Abnehmen. Rettich dient denselben Zwecken, außerdem wirkt er schleimlösend und nützt der Schilddrüse.

Die Äpfel verleihen der Suppe einen frischen Geschmack und steuern Vitamin C sowie Pektin bei. Mit ihrem geringen Kaloriengehalt zählen sie zu den besten Abnehmhilfen. Vor allem wenn man sie gekocht und warm verzehrt, sättigen sie hervorragend und sind leicht verdaulich (der Kochvorgang spaltet die Cellulose in Nahrungsmitteln auf, sodass sie sich leichter verdauen lässt).

Salbei gehört nicht nur zu den beliebten Gewürzpflanzen, sondern kommt auch seit Jahrtausenden als Heilpflanze bei vielen Beschwerden zum Einsatz. Seine Inhaltsstoffe steuern Bakterien und Pilzen entgegen, helfen bei Wechseljahrsbeschwerden und Halsschmerzen, sogar eine gedächtnisfördernde Wirkung schreibt man ihm zu. In der Traditionellen Chinesischen Medizin (TCM) gilt Salbei als sanftes Entwässerungsmittel.

26

Schnelle Tomatensuppe

4 bis 6 Portionen

1 Dose/Tetrapak (500 g) passierte Tomaten
1 Dose/Tetrapak (400 ml) gewürfelte Tomaten
600 ml heißes Wasser
1 TL gemischte getrocknete Kräuter
½ TL Knoblauchpulver
1 TL Zwiebelpulver
2 EL Sahne (oder Sojacreme oder Crème fraîche)
natriumarmes Salz
schwarzer Pfeffer aus der Mühle
frische Petersilie, fein zerkleinert

Die passierten sowie die gewürfelten Tomaten mit dem heißen Wasser in einen Topf geben. Kräuter, Knoblauch- und Zwiebelpulver unterrühren. Das Ganze zum Kochen bringen, dann die Hitze auf die kleinste Stufe verringern. Wenn die Suppe nur noch ganz leicht köchelt, die Sahne einrühren. Mit Salz und Pfeffer abschmecken.

Zum Servieren die Suppe mit Petersilie bestreuen.

Tipps & Infos

● Für die Suppe eignen sich Mischungen aus getrocknetem Rosmarin, Oregano, Majoran, Estragon, Salbei, Schnittlauch und getrockneter Petersilie; ein kleines Lorbeerblatt ist eine schmackhafte Ergänzung.

- Sie können die Suppe auch mit Kürbiskernen bestreuen (statt oder zusammen mit der Petersilie). Diese Samen schmecken lecker und sind besonders für Männer mit vergrößerter Prostata hilfreich. Vor der Verwendung die Kürbiskerne in einer Pfanne 2 Minuten rösten, abkühlen lassen, dann in einem Mörser zerkleinern.

Die Pluspunkte

Mit den vorgefertigten Zutaten ist die Suppe schnell zubereitet, bietet aber jede Menge gesundheitlichen Nutzen. Tomatensaft und Tomatenwürfel aus Dose oder Tetrapak enthalten reichlich Lycopin, das in den tiefroten, sonnengereiften Tomaten steckt, die gute Hersteller für ihre Tomatenprodukte verwenden. Dieser natürliche Farbstoff zählt zu den hochwirksamen Antioxidantien. Je röter die Tomaten sind, umso mehr Lycopin enthalten sie. Große Studien zeigen, dass Menschen, die viel lycopinreiche Nahrung verzehren, ein geringeres Risiko haben, an Prostata-, Blasen-, Gebärmutter-, Brust-, Lungen- oder Hautkrebs und Krebsformen, die im Verdauungstrakt auftreten, zu erkranken. Tomaten sind außerdem eine ausgezeichnete Quelle für Folsäure, Vitamin C und Kalium.

Ab und zu etwas Sahne oder Crème fraîche zu verwenden, schadet nicht, zumal Milchprodukte eine gute Quelle für Retinol (die reine Form von Vitamin A) und Vitamin D sind, die sich nur in wenigen anderen Nahrungsmitteln befinden.

27

Schnelle Gemüsecremesuppe
4 Portionen

1 Instantwürfel Gemüsebrühe (oder Hühnerbrühe)
400 g gemischtes Gemüse (TK), zerkleinert
1 mittelgroße Kartoffel, klein gewürfelt
1 große Zwiebel, geschält und grob zerkleinert
2 EL Olivenöl
2 EL Sahne (oder Sojacreme oder Crème fraîche)
1 Fleischtomate, enthäutet und in Würfel geschnitten
2 TL getrocknete oder 2 EL fein zerkleinerte frische oder gefrorene
    Petersilie
natriumarmes Salz
schwarzer Pfeffer aus der Mühle

Einen Liter Wasser in einem Topf zum Kochen bringen und den Brühwürfel darin auflösen. Gemüse, Kartoffeln und Zwiebeln hinzufügen. Kurz aufkochen lassen, dann das Ganze – zugedeckt – bei verringerter Hitze 15 Minuten garen, bis die Gemüsemischung weich ist.

Das Olivenöl einrühren und die Suppe mit einem Stabmixer etwa 10 Sekunden pürieren, sodass sie noch eine »bröckelige« Konsistenz hat. Die Tomaten sowie die Petersilie unterrühren und etwa 2 Minuten durchwärmen lassen. Mit Salz abschmecken (aber Vorsicht, manche Brühwürfel enthalten schon reichlich Salz).

Die Suppe mit Pfeffer bestreut servieren.

Tipps & Infos

- Sie können auch noch eine kleine Hand voll gekochter Bohnen oder gekochten, in feine Würfel geschnittenen Schinken mit den Tomaten zusammen in die Suppe geben.

- Für diese Suppe eignen sich alle Gemüsesorten, die erbsen- oder bohnengroß sind oder sich entsprechend zerkleinern lassen. Eine leckere, nährstoffreiche Kombination ist eine Mixtur aus Erbsen, Maiskörnern, Möhren, Paprika und grünen Bohnen.

28
Mediterrane Gemüsesuppe
4 Portionen

Olivenöl

2 Zucchini

1 mittelgroße Aubergine

1 grüne und 1 gelbe Paprikaschote

2 große Tomaten

1 große Zwiebel, geschält und geviertelt

1 Knoblauchknolle, die Zehen abgelöst und die äußeren Häutchen
abgezogen

3 frische Kräuterzweige, wahlweise oder gemischt: Rosmarin,
Majoran, Thymian, Salbei

2 EL Tomatenmark in 600 ml heißem Wasser aufgelöst

natriumarmes Salz

Pfeffer aus der Mühle

4 EL griechischer Joghurt

4 TL geriebener Käse

1 Hand voll schwarze Oliven, entsteint und halbiert

Den Backofen auf 190 °C (Gasstufe 2 bis 3) vorheizen. Ein Backblech mit Olivenöl einfetten.

Alles Gemüse gründlich waschen und gut trocknen. Zucchini und Aubergine der Länge nach vierteln und in kurze Stücke
schneiden. Die Tomaten an der dicksten Stelle ringsherum ein-
ritzen. Bei den Paprikaschoten den Stielansatz, die Samen sowie
die weißen Scheidewände entfernen und das Fruchtfleisch in

größere Stücke schneiden. Zucchini-, Auberginen- und Paprikastücke sowie die Tomaten (mit der Hautseite nach oben) und die Zwiebeln in einer Schicht nebeneinander auf das Blech setzen. Die Knoblauchzehen mit dem flachen Messer kurz andrücken und auf dem Gemüse verteilen. Das Ganze großzügig mit Olivenöl beträufeln. Die Kräuterzweige hinzufügen.

Das Blech auf die oberste Schiene in den vorgeheizten Ofen schieben. Das Gemüse 45 Minuten rösten, bis die Zwiebeln gebräunt sind und die Haut der Paprikastücke sehr dunkel ist. Nach der Hälfte der Garzeit das Gemüse nochmals großzügig mit Olivenöl beträufeln.

Das Blech aus dem Ofen nehmen. Die Kräuterzweige wegwerfen. Die Paprikastücke in einen Gefrierbeutel füllen (oder in Frischhaltefolie einschlagen) und beiseitelegen. (Vorsicht sehr heiß! Pfannenheber oder Löffel benutzen.)

Die Tomaten enthäuten, eine davon mit der Hälfte des restlichen Gemüses vom Blech in den Mixer geben. Die andere Tomate mit der anderen Gemüsehälfte in einen großen Topf füllen. Mit etwas heißem Wasser die Rückstände vom Blech ablösen und das Ganze in den Topf geben.

Die Paprikastücke aus dem Beutel nehmen und die Haut abziehen. Die Hälfte des Fruchtfleisches in den Mixer, die andere Hälfte in den Topf geben.

Die Mischung im Mixer zu einem groben Püree verarbeiten und in den Topf füllen. Das mit Tomatenmark aromatisierte Wasser zugießen. Die Suppe bis kurz vor dem Siedepunkt erhitzen (sie darf nicht sprudelnd kochen). Mit Salz (nur wenn nötig) und Pfeffer abschmecken.

Die Suppe in tiefe Teller füllen, etwas Joghurt in die Mitte setzen, mit Käse und Oliven bestreuen und sehr heiß servieren.

Die Pluspunkte

Diese Suppe erfordert einigen Aufwand, aber das köstliche Ergebnis belohnt die Mühe. Das Rösten im Backofen intensiviert den Geschmack der frischen Zutaten, was dazu beiträgt, dass eine aromareiche, sättigende Suppe entsteht. Gemüse und Olivenöl bringen die wohlbekannten Vorzüge der mediterranen Küche mit sich. Das Rezept gehört zu den vielen Varianten der Ratatouille, dem traditionellen Gemüsegericht aus Südfrankreich.

29
Russische Zitronensuppe
4 Portionen

1,2 l Hühnerbrühe
4 EL Naturreis
1 unbehandelte Zitrone
1 EL frische Petersilie, fein zerkleinert
2 EL Sahne (oder Sojacreme)
natriumarmes Salz
schwarzer Pfeffer aus der Mühle

Hühnerbrühe und Reis in einem Topf zum Kochen bringen, dann bei schwacher Hitze – zugedeckt – 35 Minuten köcheln lassen.

Von der Zitrone ungefähr einen Teelöffel voll Zesten (feine Streifen der Schale) abziehen. Die Zitrone auspressen. Zesten, Zitronensaft, Petersilie und Sahne zum Schluss in die Suppe rühren. Mit Salz abschmecken.

Die Suppe mit Pfeffer bestreut servieren.

Tipps & Infos
- Wer keinen Zestenreißer besitzt, schält ein Stück Schale mit dem Spargelschäler ab und schneidet es in hauchfeine Streifen.
- Um den Proteingehalt der Suppe zu erhöhen (und die Vorteile der Sojaprodukte zu nutzen), kann man statt der Sahne auch ein paar Tofuwürfel einrühren.

Die Pluspunkte

Zitronensaft ist reich an Vitamin C. Die Zesten enthalten Flavonoide, die dazu beitragen, die kapillaren Blutgefäße zu stärken. Bei der Vorbeugung von Erkrankungen, die mit dem Mikroblutkreislauf zusammenhängen, wie Alzheimer-Krankheit oder manche Augen- und Ohrenkrankheiten, spielen Flavonoide eine bedeutende Rolle.

Petersilie weist ebenfalls einen hohen Vitamin-C-Gehalt auf. Außerdem enthält sie Coumarin, das dem Immunsystem hilft, Proteinpartikel, die ins Körpergewebe gedrungen sind und dort Wassereinlagerungen fördern, abzubauen.

Naturreis ist reich an B-Vitaminen und enthält in geringer Menge auch Proteine.

30

Sambhar – Würzige südindische Linsen-Gemüse-Suppe
2 Portionen

2 EL Olivenöl
je ½ TL ganze Senf-, Fenchel und Kreuzkümmelsamen
2 lange Chilischoten, der Länge nach halbiert, Samen und
*   Scheidewände entfernt*
200 g gemischtes Gemüse, alles in ungefähr 1 cm große Stücke
*   geschnitten*
1 TL Kurkuma (Gelbwurz)
je ½ TL gemahlene Gewürze: Zimt, Koriander, Asant, schwarzer
*   Pfeffer und Cayennepfeffer, in einem Schälchen vermischt*
4 Curryblätter
1 gestrichenen TL Mangopulver (ersatzweise 1 EL Tomatenmark)
1 große Tomate, grob gewürfelt
2 EL rote Linsen, gekocht
1 EL frische Korianderblätter, fein zerkleinert
natriumarmes Salz (nach Belieben)

Das Olivenöl zusammen mit den Senf-, Fenchel und Kreuzkümmelsamen in einem Schmortopf erhitzen. Wenn der Senfsamen
»springt«, die Chilischoten und die Gemüsemischung hinzufügen. Das Ganze unter Rühren 2 Minuten braten. Kurkuma und
die gemahlenen Gewürze gründlich unterrühren. Curryblätter,
Mangopulver und Tomaten hinzufügen. So viel Wasser zugießen, dass alles knapp bedeckt ist. Das Ganze zum Köcheln bringen und – zugedeckt – 35 Minuten garen.

Die roten Linsen und den frischen Koriander einrühren und die Suppe weitere 5 Minuten köcheln lassen. Nach Belieben mit Salz abschmecken.

Tipps & Infos

- Sie können jedes beliebige Gemüse verwenden, auch tiefgefrorenes Mischgemüse, das aber noch nicht aufgetaut sein sollte.
- Curryblätter und Mangopulver sind Asia-Shops erhältlich.
- Sambhar ist ein scharf gewürztes indisches Gericht. Etwas milder wird es, wenn man den Cayennepfeffer weglässt oder damit ganz zum Schluss die Suppe dem individuellen Geschmack entsprechend abschmeckt.

Die Pluspunkte

In Indien gehört Sambhar zu den traditionellen Standardgerichten. Man verspeist diesen »Feuertopf« als Suppe oder reicht Reis dazu. Der Chilischärfe (Chilischoten und Cayennepfeffer) verdankt dieses Gericht die gesunde »Hitze«, die dem Körper – insbesondere dem Kreislauf – den gesundheitlichen Nutzen bringt, indem sie zum Beispiel die Verdauung anregt und Blähungen vorbeugt.

Gehaltvolle Suppen als Hauptgericht

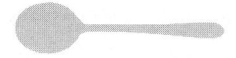

33

Brokkolicremesuppe mit Blauschimmelkäse

2 bis 4 Portionen

1 l Sojamilch
1 mittelgroßer Brokkoli
2 EL Butter
1 leicht gehäufter EL Reismehl (oder Weizenmehl)
55 g Blauschimmelkäse, zerbröckelt
natriumarmes Salz
schwarzer Pfeffer aus der Mühle

Brokkoli waschen und den holzigen Teil vom Strunk entfernen. Den Strunk zerkleinern und den Schopf in mundgerechte Röschen teilen. Alles in einen Topf geben und die Sojamilch zugießen. Zum Kochen bringen und bei verringerter Hitze den Brokkoli garen, bis die Röschen weich sind. In ein Sieb abgießen, dabei die Milch auffangen. Den Brokkoli beiseitestellen und warm halten.

In einem Topf bei geringer Hitze die Butter zerlassen, das Mehl einrühren und 1 bis 2 Minuten rühren, bis es sich gut mit der Butter verbunden hat. Die heiße Milch (eventuell noch einmal kurz erhitzen) mit dem Schneebesen unterrühren und alles zum Kochen bringen; dabei kräftig rühren, damit keine Klümpchen entstehen. Die Hitze verringern und weiterrühren, bis die Suppe andickt.

Die Hälfte des Brokkolis in die Suppe geben, wobei die schönen Röschen im Sieb zurückbleiben sollten. Vom Herd nehmen und die Suppe mit einem Stabmixer gründlich pürieren (eventuell noch vorhandene Mehlklümpchen verschwinden dabei).

Den Käse hinzufügen und rühren, bis er geschmolzen ist. Mit Salz abschmecken (sofern der Käse nicht schon genügend salzige Würze mit sich gebracht hat). Eventuell die Suppe vor dem Servieren noch einmal erhitzen, wobei sie aber nicht mehr sprudelnd kochen darf.

Zum Servieren die zurückbehaltenen Brokkoliröschen in tiefe Teller oder Suppenschalen geben. Die heiße Suppe darüber gießen und mit Pfeffer bestreuen.

Tipps & Infos

- Sie können jeden Blauschimmelkäse verwenden; besonders lecker schmeckt der Blue Stilton (ein klassischer englischer Blauschimmelkäse), der ein nussiges Aroma besitzt und mit zunehmender Reife immer pikanter wird. Gut geeignet ist auch der würzige Roquefort.

Die Pluspunkte

Brokkoli gehört inzwischen zu den bekanntesten krebsvorbeugenden Nahrungsmitteln. Seine gesundheitsfördernden Eigenschaften verdankt dieses Gemüse seinen Inhaltsstoffen, die der Leber helfen, Abfallprodukte abzubauen und aus dem Körper zu entfernen. Unter diesen Abfallstoffen befinden sich auch Östrogenreste, die der Körper nicht mehr braucht. Daher bildet Brokkoli eine hilfreiche Unterstützung bei der Vorbeugung von Frauenkrankheiten wie Eierstockzysten oder Endometriose, die mit einem hohen Östrogenspiegel zusammenhängen.

Die Sojamilch wirkt sich ebenfalls günstig auf den Östrogenspiegel aus, außerdem nützt sie der Prostata und trägt dazu bei, einem hohen Cholesterinspiegel vorzubeugen. Sojamilch ist zwar nicht so reich an Kalzium und Proteinen wie Kuhmilch. Den Ausgleich bringen in dieser Suppe der Käse sowie der Brokkoli. Während beide gute Kalziumquellen sind, bringt der Käse zudem noch die gewünschten Proteine mit.

34
Linsensuppe mit gerösteten Paprikaschoten und Aprikosen
2 Portionen

1 rote Paprikaschote
1 grüne Paprikaschote
125 g braune Linsen
850 ml kochendes Wasser
1 EL Miso
6 getrocknete Aprikosen (oder frische, entsteinte Früchte), grob
  zerkleinert
natriumarmes Salz
schwarzer Pfeffer aus der Mühle
2 EL Sojajoghurt (oder Kuhmilchjoghurt)

Die Paprikaschoten waschen und gut trocknen, dann halbieren und den Stielansatz, die Samen sowie die weißen Scheidewände entfernen. Die Paprikahälften unter den Grill legen und bräunen, bis die Haut beginnt, schwarz zu werden. Umdrehen und die Innenseite bräunen, aber nicht schwarz werden lassen. Die Paprika in einen Gefrierbeutel füllen oder in Frischhaltefolie einschlagen. (Vorsicht, das Fruchtfleisch ist sehr heiß!) Den Beutel verschließen und zum Abkühlen beiseitelegen.

In der Zwischenzeit die Linsen mit dem kochenden Wasser in einen Topf geben. Das Ganze kurz aufkochen lassen und bei verringerter Hitze 30 Minuten köcheln lassen, bis die Linsen weich sind. Miso hinzufügen und rühren, bis sich die Würzpaste vollkommen aufgelöst hat.

Die Linsen mit einem Stabmixer ein paar Sekunden pürieren, sodass die Suppe etwas dicklich wird, aber der größte Teil der Linsen noch die Form behält. Den Topf wieder auf den Herd setzen. Die Aprikosen hinzufügen und das Ganze weitere 10 Minuten köcheln lassen.

Die Paprika aus dem Beutel/der Folie nehmen und die Haut abziehen. Das Fruchtfleisch in feine Streifen schneiden und in die Suppe geben. Wenn nötig, mit etwas Salz abschmecken.

Kurz vor dem Servieren die Suppe mit Pfeffer würzen (bei Bedarf noch einmal erhitzen, wobei sie aber nicht sprudelnd kochen darf). Mit Joghurt garniert servieren.

Tipps & Infos

- Verwenden Sie möglichst Kome-Miso beziehungsweise Genmai-Miso, also die Form dieser japanischen Würzpaste, die aus Sojabohnen und Reis oder Naturreis besteht.
- Möglichst ungeschwefelte Trockenaprikosen verwenden; sie sind zwar dunkelbraun, aber die aprikosefarbenen Früchte sind mit Konservierungsmitteln behandelt worden, die das Verdauungssystem reizen können.

Die Pluspunkte

Linsen bilden eine gute Quelle für lösliche Ballaststoffe und pflanzliche Proteine, außerdem enthalten sie Eisen, Zink und B-Vitamine. Das pflanzliche Eisen, wie es in Linsen enthalten ist, kann der Körper nur effizient aufnehmen, wenn gleichzeitig ein guter Vitamin-C-Lieferant zur Verfügung steht. Diese Rolle spielen hierbei die Paprikaschoten; sie sorgen dafür, dass Ihr Körper

275

das Eisen der Linsen verwerten kann. Den gleichen Effekt erzielen Sie auch, wenn Sie ein Glas Orangensaft zum Essen trinken.

Trockenfrüchte, zum Beispiel Aprikosen, sind reich an Kalium und vielen anderen Mineralstoffen, allerdings enthalten sie kein Vitamin C mehr.

Miso ist reich an B-Vitaminen. Es ist eine klassische japanische Suppenwürze, die hauptsächlich aus fermentierten Sojabohnen besteht. In Japan führt Miso die Liste der Gesundheitsnahrung an.

35
Rosenkohl-Bohnen-Suppe
4 Portionen

1,2 l Gemüsebrühe (oder Bohnenbrühe)
400 g Limabohnen (Mondbohnen) aus der Dose, abgegossen,
*   abgespült und abgetropft*
4 EL Olivenöl
225 g Rosenkohl, geputzt und geviertelt
6 Schalotten, geschält und geviertelt
natriumarmes Salz
schwarzer Pfeffer aus der Mühle

Die Brühe und die Limabohnen in einen Topf geben. Bei mittlerer Hitze zum Kochen bringen und 10 Minuten köcheln lassen. Vom Herd nehmen und die Bohnen mit einem Stabmixer pürieren. Beiseitestellen.

In eine Pfanne bei mittlerer Hitze 2 Esslöffel Olivenöl, 2 Esslöffel Wasser sowie den Rosenkohl geben und den Deckel fest auflegen. Das Ganze ein paar Minuten garen, bis das Wasser verdunstet und der Rosenkohl fast weich und leicht gebräunt ist; dabei zwischendrin die Pfanne immer wieder mal schütteln. Den Rosenkohl samt dem Olivenöl zu den pürierten Bohnen geben.

Mit dem restlichen Olivenöl und ebenfalls 2 Esslöffeln Wasser die Schalotten auf die gleiche Weise in der Pfanne garen und der Suppe in dem Topf hinzufügen.

Den Topf wieder auf den Herd setzen. Die Suppe zum Siedepunkt bringen und unter gelegentlichem Rühren 15 Minuten leicht köcheln lassen. Mit Salz abschmecken (sofern die Brühe nicht schon genügend Salz enthält). Erst kurz vor dem Servieren mit Pfeffer würzen.

Tipps & Infos

- Während der 4-Tageskur zum Entgiften nur ungesalzene Brühen verwenden!
- Für die Bohnenbrühe die Samenhülsen von Dicken Bohnen waschen, grob zerkleinern und in ungesalzenem Wasser 30 Minuten kochen. In eine Schüssel abgießen.

Die Pluspunkte

Die Suppe ist sehr fettarm, schmeckt aber dank der Limabohnen, als sei sie mit einer üppigen Portion Sahne zubereitet worden. Diese Bohnen sind eine gute Quelle für Ballaststoffe, pflanzliche Proteine, B-Vitamine, Zink und das Spurenelement Molybdän, das der Körper für seine Entgiftungsprozesse braucht.

Rosenkohl gehört wie Grünkohl und Brokkoli zur Familie der Kohlgewächse und ist eines ihrer wirksamsten Mitglieder, wenn es darum geht, dem Brustkrebs vorbeugen zu helfen.

36

Limabohnensuppe mit Meerbarbe à la Cajun

4 Portionen

1 kleiner Kürbis der Sorte »Butternut«
2 EL Olivenöl
1 große Zwiebel, geschält und in kleine Würfel geschnitten
1,2 l Sojamilch
2 EL Cajungewürz (Cajun Spices)
4 Filets von der Roten Meerbarbe (mit Haut)
4 EL Erdnussöl
schwarzer Pfeffer aus der Mühle
1 kleine Hand voll Alfalfasprossen

Den Backofen auf 190 °C (Gasstufe 2 bis 3) vorheizen. Ein Backblech mit Olivenöl einfetten.

Den Kürbis der Länge nach halbieren und mit einem Löffel die Kerne samt der Fasern entfernen. Die Kürbishälften mit der Schnittfläche nach unten auf das Blech setzen und im vorgeheizten Backofen etwa 30 Minuten backen, bis das Fruchtfleisch weich ist. Danach etwas abkühlen lassen.

In der Zwischenzeit 2 Esslöffel Olivenöl in einer Pfanne erhitzen und darin die Zwiebeln bei geringer Hitze weich dünsten (sie sollten glasig, aber nicht braun sein). Die Sojamilch in einem Topf erhitzen.

Das Fruchtfleisch mit einem Löffel aus den Kürbishälften heben. Dann erst die Hälfte des Kürbisfleisches zusammen mit den Zwiebeln in die Sojamilch rühren. Anschließend nur noch so viel von dem Fruchtfleisch unterrühren, bis die Suppe die gewünschte cremige Konsistenz hat (rührt man das ganze Fruchtfleisch auf einmal ein, kann die Suppe zu dick werden, was vielen nicht schmeckt).

Die Suppe bei sehr geringer Hitze und unter gelegentlichem Rühren ganz leicht köcheln lassen und inzwischen den Fisch zubereiten: Das Cajungewürz auf einen Teller streuen. Die Fischfilets mit Küchenpapier gründlich trocknen und in die Gewürzmischung pressen; sie sollten jeweils auf beiden Seiten dick mit dem Gewürzpulver überzogen sein.

Das Erdnussöl in einer Pfanne stark erhitzen (es darf aber nicht »rauchen«), dann die Hitze verringern und die Fischfilets mit der Fleischseite nach unten hinzufügen und 1 Minute braten. Wenden und die Hautseite 30 Sekunden braten (eventuell länger, die Filets sollten durch sein). Beim Braten den Fisch mit dem Pfannenwender sanft flach drücken, sonst wellt er sich. Die Filets auf Küchenpapier abtropfen lassen.

Zum Servieren die Suppe in flache Teller füllen, mit Pfeffer bestreuen und den Fisch jeweils in die Mitte legen. Mit Alfalfasprossen garnieren.

Tipps & Infos

- Die Sorte »Butternut« ist ein birnenförmiger Speisekürbis mit cremigem, sehr aromatischem Fleisch; Sie können auch andere Kürbissorten nehmen, wobei zum Beispiel der bekannte Gartenkürbis »Gelber Zentner« mit seinem eher mehligen Fruchtfleisch nicht ganz so köstlich schmeckt.
- Cajungewürz gibt es in sehr gut sortierten Supermärkten, Sie

können es aber auch mit Hilfe eines Mörsers selbst herstellen: 2 TL Zwiebelpulver, 2 TL Knoblauchpulver, 2 TL getrockneter Thymian oder Oregano, 1 TL Cayennepfeffer und 1 TL gemahlener schwarzer Pfeffer im Mörser sehr gründlich mischen.

- Alfalfasprossen gibt es im Kühlregal von gut sortierten Supermärkten; Sie können die Sprossen auch selbst ziehen, Tipps dazu finden Sie im Abschnitt »Leckeres zum Garnieren« (siehe Seite 339f.).
- Statt der Roten Meerbarbe können Sie auch frische Makrelenfilets verwenden.
- Für die vegetarische Variante dieser Suppe lassen Sie den Fisch einfach weg und bestreuen die Suppe großzügig mit geriebenem Emmentaler Käse.

Die Pluspunkte

Wie Möhren und Süßkartoffeln weisen Kürbisse einen hohen Gehalt an krebsvorbeugenden Carotinoiden auf. Die Sojamilch ist ein sehr hilfreiches Nahrungsmittel für alle, die mit einem hohen Östrogenspiegel oder einer vergrößerter Prostata zu kämpfen haben. Auch Schulmediziner empfehlen Sojaprodukte als Hilfsmittel, wenn es darum geht, schlechte Cholesterinwerte zu verhindern oder zu verbessern.

Mit zum Besten bei dieser Suppe gehört, dass sie sehr kalorienarm ist, aber schmeckt, als sei sie mit reichlich Sahne zubereitet.

Das Cajungewürz stammt aus der Küche der Cajun (die sich im 18. Jahrhundert in den Südstaaten der USA ansiedelten). Diese Gewürzmischung regt den Blutkreislauf an und hilft dem Körper, Wassereinlagerungen zu bekämpfen.

Fisch ist eine ausgezeichnete Quelle für Proteine, Zink, Jod, Selen und andere Nährstoffe, an denen es der reinen Pflanzennahrung in weiten Teilen der Welt mangelt.

37

Würziger Suppeneintopf mit Möhren, Hühnchen und Mais

4 Portionen

½ Hühnchen mit Haut und Knochen
1 große Zwiebel, grob zerkleinert
1 große Kartoffel, grob zerkleinert
2 EL Naturreis
1 Knoblauchzehe, zerdrückt
1 große Möhre, in kleine Würfel geschnitten
120 g frische oder tiefgefrorene Maiskörner
1 TL frischer Estragon, fein zerkleinert
½ TL Chiliflocken
4 EL Sahne (oder Sojacreme)
natriumarmes Salz

Das halbe Hühnchen mit den Zwiebel- und Kartoffelstücken sowie dem Reis und dem Knoblauch in einen Topf geben und 1,2 Liter Wasser zugießen. Zum Kochen bringen und das Ganze 45 Minuten köcheln lassen, bis das Hühnerfleisch weich ist. Mit der Siebkelle die Hühnchenteile herausheben und in eine Schüssel geben; dabei auf Knöchelchen achten (das Hühnchen zerfällt beim Garen beziehungsweise Herausheben). Beiseitestellen und abkühlen lassen.

Die im Topf verbliebenen Zutaten mit einem Stabmixer pürieren, bis von den Kartoffelstücken nur noch »Brei« zu sehen ist. Möhrenwürfel, Maiskörner, Estragon und Chiliflocken unterrühren und die Suppe weitere 15 Minuten köcheln lassen, bis die Möhren weich sind.

Von dem Hühnchen das Fleisch ablösen und in kleine Stücke schneiden, Haut und Knochen wegwerfen.

Kurz vor dem Servieren das Hühnerfleisch und die Sahne in die Suppe geben. Mit Salz abschmecken und die Suppe noch einmal 2 Minuten durchwärmen (sie darf nicht sprudelnd kochen).

Die Pluspunkte

Hühnchen sind reich an Proteinen und arm an tierischem Fett, außerdem enthalten sie B-Vitamine, Zink und andere Nährstoffe, die das Immunsystem braucht.

Die Maiskörner steuern neben Stärke auch ein wenig pflanzliche Proteine und mehrfach ungesättigte Fettsäuren bei. Ihr tiefgelber Farbstoff gehört zu den Carotinoiden, die krebsvorbeugende Eigenschaften besitzen.

Estragon passt mit seinem leichten Anisgeschmack gut zu Hühnerfleisch, wobei frischer Estragon mehr Aroma hat als getrockneter. Estragontee lindert Blähungen; am Abend getrunken, verhilft er zu einem ruhigen Schlaf; dank seiner sanft entwässernden Wirkung unterstützt er das Herausschwemmen von giftigen Stoffen, die beim übermäßigen Verzehr von Proteinen entstehen.

38
Chinesische Frühlingszwiebelsuppe mit Ei
2 Portionen

600 ml Gemüsebrühe
4 Frühlingszwiebeln, in feine Ringe geschnitten
1 EL Petersilie, fein zerkleinert
1 TL frischer Ingwer, fein geraspelt
1 gestrichener EL Maisstärke (Maismehl)
1 Ei, verquirlt
natriumarmes Salz
weißer Pfeffer aus der Mühle

Gemüsebrühe, Frühlingszwiebeln, Petersilie und Ingwer in einen Topf geben und bei mittlerer Hitze zum Kochen bringen. Inzwischen in einem Schüsselchen die Maisstärke mit 2 Esslöffeln Wasser zu einer glatten Paste verrühren.

Wenn die Brühe kocht, die Hitze auf die kleinste Stufe verringern. Die Maisstärkepaste zugeben und kräftig rühren, bis die Suppe eine dicklich-sämige Konsistenz annimmt.

Das verquirlte Ei in einem dünnen Strahl in die Suppe laufen lassen, dabei langsam und gleichmäßig in einer Richtung rühren. Mit Salz (sofern die Brühe nicht schon genügend Salz enthält) und Pfeffer abschmecken.

Tipps & Infos
- Sie können die Suppe mit Maiskörnern und klein geschnittenem Hühnerfleisch anreichern.

Die Pluspunkte

Diese Suppe eignet sich besonders gut als Genesungssüppchen, wenn der Körper nach einer Krankheit extra Proteine braucht. Das Ei ist eine gute Proteinquelle. Das Eigelb enthält den wertvollen Nährstoff Zink und – in geringen Mengen – auch die Vitamine A, D und E. Obwohl das Eigelb Cholesterin enthält, gelten heute bis zu vier Eier in der Woche als unbedenklich. Für die verstopfenden Cholesterinablagerungen in den Arterien ist meistens das Cholesterin verantwortlich, das der Körper infolge eines zu hohen Konsums von Zucker und tierischem Fett selbst produziert.

39

Chinesische Suppe süß-sauer
4 Portionen

1,2 l heiße Hühnerbrühe
1 TL Flohsamenschalen (Psyllium Husks)
450 g gefrorenes China- oder Thai-Gemüse
2 Knoblauchzehen, zerdrückt
2 EL dunkle Sojasauce
2 EL Apfelessig
2 TL Chilipaste
110 g frische Shiitake-Hüte, in Scheiben geschnitten
110 g Tofu, abgetropft und in 1 cm große Würfel geschnitten
2 Eier, verquirlt
1 TL Sesamöl
2 Frühlingszwiebeln, in feine Ringe geschnitten

Die Hühnerbrühe in einen Topf gießen und die Flohsamenschalen mit einem Schneebesen kräftig einrühren. Das Gemüse hinzufügen und das Ganze zum Kochen bringen.

Knoblauch, Sojasauce, Apfelessig, Chilipaste sowie die Shiitake-Scheiben zugeben und alles unter gelegentlichem Rühren 15 Minuten köcheln lassen, bis das Gemüse weich, aber noch bissfest ist. Den Tofu hinzufügen und 1 bis 2 Minuten durchwärmen.

Die verquirlten Eier in einem dünnen Strahl in die Suppe laufen lassen, dabei langsam und gleichmäßig in einer Richtung rühren. Die Suppe vom Herd nehmen, einen Moment ziehen lassen, dann das Sesamöl unterrühren. (Diese Suppe nicht salzen, da die Sojasauce salzig genug ist.)

Die Suppe großzügig mit Frühlingszwiebelringen garniert servieren.

Tipps & Infos

- Frische Shiitake (häufig Shiitake-Pilze genannt, aber: siehe »Pluspunkte«) gibt es im Supermarkt, beim Gemüsehändler oder in Asia-Shops. Ersatzweise kann man auch getrocknete Shiitake verwenden, die allerdings vor der Verwendung 10 bis 15 Minuten in warmem Wasser eingeweicht und dann abgespült werden müssen.

Die Pluspunkte

In der fernöstlichen Medizin hält man es für sehr wichtig, dass bei jeder Mahlzeit die fünf Geschmacksrichtungen süß, sauer, salzig, bitter und scharf in einem ausgewogenen Maß vertreten sind. Daher habe ich diese gesunde Mischung in diesem Suppenrezept vereint. So bringen die Pilze und Teile des Gemüses (wie Kohl und Möhren) die süße Komponente, während Zwiebeln, Knoblauch und Gewürze die restlichen Geschmacksrichtungen beisteuern.

Der Shiitake ist nicht nur in Japan und China ein anerkannt wirksamer Heilpilz, sondern seit geraumer Zeit auch in den westlichen Ländern. In der fernöstlichen Medizin behandelt man damit Arteriosklerosepatienten. Seine Inhaltsstoffe fördern den Blutfluss und regen insgesamt den Blutkreislauf an; sie tragen so dazu bei, einem Herzinfarkt und anderen Herzattacken vorzubeugen. Übrigens: Der Name Shiitake (auch Shii-Take) setzt sich zusammen aus »Shii«, das ist der Pasaniabaum (ein Hartholzbaum), auf dessen Holz dieser Pilz gut wächst, und »Take«, dem japanischen Wort für Pilz.

Die Flohsamenschalen werden hier zum Andicken der Suppe verwendet (statt der üblichen Maisstärke). Ihr hoher Gehalt an löslichen Ballaststoffen beugt einer Darmverstopfung vor und verhilft generell zu einem gesunden Stuhlgang. Diese Ballaststoffe verlangsamen die Aufnahme von Kohlenhydraten, was sich überaus günstig auf den Insulinspiegel auswirkt.

40

Blumenkohlcremesuppe

2 bis 4 Portionen

600 ml heiße Gemüsebrühe (oder Hühnerbrühe)
1 Blumenkohl, in Röschen zerteilt
400 g Limabohnen (Mondbohnen) aus der Dose, abgegossen,
  abgespült und abgetropft
2 EL Olivenöl
natriumarmes Salz
Muskatnuss
schwarzer Pfeffer aus der Mühle
Alfalfasprossen

Die Brühe, den Blumenkohl und die Bohnen in einen Topf geben und so viel kochendes Wasser zugießen, dass alles knapp bedeckt ist. Zum Kochen bringen und das Ganze bei verringerter Hitze etwa 15 Minuten köcheln lassen, bis der Blumenkohl weich ist. Vom Herd nehmen und das Olivenöl einrühren.

Die Suppe mit einem Stabmixer gründlich pürieren, dann durch ein Sieb passieren, um die Haut der Bohnenkerne restlos zu entfernen. Die Suppe nochmals erhitzen (ohne sie zum Kochen zu bringen). Mit Salz (sofern die Brühe nicht schon genügend Salz geliefert hat) sowie frisch geriebener Muskatnuss und Pfeffer abschmecken.

Mit Alfalfasprossen garniert servieren.

Tipps & Infos

- Während der 4-Tageskur zum Entgiften nur ungesalzene Brühen und kein Salz verwenden!
- Statt Gemüse- beziehungsweise Hühnerbrühe können Sie auch Sojamilch verwenden.

Die Pluspunkte

Als weißes Gemüse verfügt Blumenkohl nicht über alle Antioxidantien der gelben, grünen oder roten Gemüsesorten. Trotzdem bringt er als Kohlgewächs Inhaltsstoffe mit sich, die der Leber helfen, Giftstoffe und hormonelle Abfallprodukte (wie überschüssige Östrogene) abzubauen und aus dem Körper zu entfernen.

Die Limabohnen verleihen der Suppe nicht nur eine herrlich cremige Konsistenz, sondern erhöhen auch ihren Proteingehalt.

41
Pilzcremesuppe mit Shiitake
2 bis 4 Portionen

1 l Sojamilch
3 EL Olivenöl
1 mittelgroße Zwiebel, grob zerkleinert
225 g frische Shiitake-Hüte, grob zerkleinert
1 leicht gehäufter EL Reismehl (oder Weizenmehl)
1 gehäufter EL Miso
4 frische Shiitake-Hüte, in feine Scheiben geschnitten
2 EL Sojacreme (nach Belieben)
1 EL frische Petersilie, fein zerkleinert
natriumarmes Salz
schwarzer Pfeffer aus der Mühle

Die Sojamilch in einem Topf bis knapp an den Siedepunkt erhitzen. Vom Herd nehmen.

In einem großen Topf bei mittlerer Hitze 2 Esslöffel Olivenöl erhitzen und darin die Zwiebeln glasig dünsten. Die Hitze verringern. Die grob zerkleinerten Pilzhüte (nicht die in Scheiben geschnittenen!) hinzufügen und 3 Minuten unter Rühren braten. Das Mehl darüber streuen und alles gut mischen.

Einen Viertelliter Sojamilch zugießen und rühren, bis die Suppe andickt. Die restliche Sojamilch einrühren. Miso zugeben und rühren, bis sich die Würzpaste vollkommen aufgelöst hat. Das Ganze unter gelegentlichem Rühren 20 Minuten köcheln lassen.

Inzwischen das restliche Olivenöl in einer kleinen Pfanne bei mittlerer Hitze heiß werden lassen und darin die Shiitake-Scheiben leicht bräunen. Zum Abtropfen auf Küchenpapier legen.

Die Suppe vom Herd nehmen und mit einem Stabmixer pürieren (nach Belieben grob oder fein). Shiitake-Scheiben, Sojacreme (wenn gewünscht) und Petersilie einrühren. Mit Salz abschmecken (Vorsicht, Miso ist ziemlich salzig).

Die Suppe in Schalen oder tiefe Teller füllen und mit Pfeffer bestreut servieren.

Tipps & Infos

- Verwenden Sie möglichst Kome-Miso beziehungsweise Genmai-Miso, also die Form dieser japanischen Würzpaste, die aus Sojabohnen und Reis oder Naturreis besteht.
- Wenn Sie den Kalzium- und Proteingehalt der Suppe erhöhen möchten, fügen Sie pro Portion 1 Esslöffel Hüttenkäse hinzu, bevor Sie die Suppe mit Pfeffer bestreuen.

Die Pluspunkte

Der größte gesundheitliche Wert von Pilzen besteht in ihrem Vitamin- und Mineralstoffgehalt; sie sind reich an B-Vitaminen, Eisen, Kupfer, Zink und Chrom. Shiitake enthalten außerdem Lentinan, eine Substanz mit krebsvorbeugenden Eigenschaften.

Man kann die Suppe auch mit Kuhmilch zubereiten, doch ich habe Sojamilch gewählt, weil sie nicht nur reich an Kalzium ist, sondern sich auch noch günstig auf den Cholesterin- und Östrogenspiegel sowie die Prostata auswirkt.

42

Deutscher Erbseneintopf mit Wurst

4 Portionen

225 g große getrocknete grüne Erbsen
1 EL Miso
2 mittelgroße Kartoffeln, in Scheiben geschnitten
3 mittelgroße Möhren, in Scheiben geschnitten
1 große Zwiebel, geschält und grob zerkleinert
110 g schnittfeste Rohwurst, zum Beispiel Cabanos (Cabanossi), in
* mundgerechte Stücke geschnitten*
natriumarmes Salz
schwarzer Pfeffer aus der Mühle

Zum Einweichen die Erbsen mit gut einem Liter kochendem Wasser in eine Schüssel geben und über Nacht stehen lassen.

Die Erbsen abgießen, abspülen, in den Schnellkochtopf geben und 2,5 Zentimeter hoch mit kochendem Wasser bedecken. Mit vollem Dampfdruck 10 Minuten garen. Den Druck (gemäß Gebrauchsanleitung) schnell absenken, um ein Weitergaren zu verhindern. Die Erbsen sollten sehr weich und zum großen Teil schon vollkommen zerfallen sein (wenn dies nicht der Fall ist, nochmals ein paar Minuten im Schnellkochtopf garen).

Die Erbsen samt der Flüssigkeit in einen normalen großen Suppentopf füllen. Miso hinzufügen und rühren, bis sich die Würzpaste vollkommen aufgelöst hat. Kartoffeln, Möhren, Zwiebeln und die Wurst hinzufügen und so viel Wasser zugeben, dass alles knapp bedeckt ist. Das Ganze zum Kochen bringen, dann bei verringerter Hitze 1 Stunde köcheln lassen; dabei zwischendurch umrühren. Falls die Suppe zu dünn ist, mit der Gabel einen Teil der Erbsen zerdrücken.

Die Suppe mit Salz (Vorsicht, sowohl Miso als auch die meisten Brühwürfel bringen reichlich Salz mit sich) und Pfeffer abschmecken.

Tipps & Infos

- Verwenden Sie zum Garen der Erbsen möglichst einen Schnellkochtopf, weil die Garzeit dann kürzer ist und die Nährstoffe besser erhalten bleiben.
- Lecker wird die Suppe auch mit getrockneten gelben Erbsen.
- Verwenden Sie möglichst die Form von Miso, die aus Sojabohnen und Reis beziehungsweise Naturreis hergestellt wurde. Wem diese Würze für eine deutsche Erbensuppe zu exotisch ist, nimmt einfach einen Gemüsebrühwürfel.
- Sie können auch eine mittelgroße Stange Porree nehmen, gründlich gewaschen und in kurze Stücke geschnitten.
- Statt der Wurst schmecken auch magere Schinkenwürfel gut, die Sie kurz vor dem Ende der Garzeit nur zum Erwärmen in die Suppe geben.
- In dieser Suppe können Sie jede Art von Gemüse mitkochen, daher eignet sie sich auch bestens zur Resteverwertung.

Die Pluspunkte

Wie Bohnen sind auch grüne Erbsen reich an Proteinen, Mineralstoffen und B-Vitaminen, sodass diese Suppe ein ausgesprochen gehaltvolles Gericht ist. Traditionell gehört in diesen Eintopf Wurst, Bauchspeck oder roher, nicht zu magerer Schinken, die einen deftigen Geschmack, aber auch einiges an Fett, Salz und/oder Lebensmittelzusatzstoffen mit sich bringen. Mal darf man sich so etwas erlauben – oder weicht auf die sanfte Variante mit den mageren Schinkenwürfel aus.

Die Möhre steuert Beta-Carotin bei, das zu den wichtigen Carotinoiden zählt.

Miso in der Erbsensuppe mag gewöhnungsbedürftig sein, aber Sie sollten diese Würzpaste mal probieren, sie steckt voller gesundheitsfördernder Eigenschaften. Und schmeckt auch ausgezeichnet als schnelle Tassensuppe (siehe Suppe Nr. 21).

43
Ungarische Gemüsesuppe mit Schalotten und Borlotti-Bohnen
4 Portionen

2 EL Olivenöl
4 kleine Schalotten, geschält und geviertelt
2 Stangen Staudensellerie, fein zerkleinert
4 Knoblauchzehen, zerdrückt
1 gehäufter TL Reismehl (oder Weizenmehl)
1 l Tomatensaft
1 EL Paprikapulver, edelsüß
400 g Borlotti-Bohnen aus der Dose (oder Kichererbsen), abgegossen, abgespült und abgetropft
2 Hand voll Makkaroni
2 Tomaten, enthäutet und gewürfelt
1 EL frische Petersilie, fein zerkleinert
natriumarmes Salz
schwarzer Pfeffer aus der Mühle
4 EL saure Sahne (nach Belieben)
Schnittlauchröllchen

In einem großen Schmortopf 2 Esslöffel Olivenöl erhitzen und darin die Schalotten, den Sellerie und den Knoblauch dünsten, bis die Schalotten weich sind (sie dürfen aber nicht bräunen). Das Mehl darüber streuen und alles gut vermischen. Einen Vierteliter Tomatensaft hinzufügen und rühren, bis die Flüssigkeit andickt. Das Paprikapulver, den restlichen Tomatensaft und die

Bohnen hinzufügen. Das Ganze zum Kochen bringen, dann bei verringerter Hitze unter gelegentlichem Rühren 45 Minuten köcheln lassen.

In der Zwischenzeit die Makkaroni gemäß Anleitung auf der Packung al dente kochen. Die Nudeln abgießen, kurz abtropfen lassen, dann in eine Schüssel geben und das restliche Olivenöl untermischen, damit die Nudeln nicht verkleben.

5 Minuten vor Ende der Garzeit die Makkaroni, Tomatenwürfel und Petersilie in die Suppe geben. Alles gut vermischen. Mit Salz und Pfeffer abschmecken.

Zum Servieren die Suppe in Suppenschalen geben – wenn gewünscht –, pro Portion einen Löffel saure Sahne hinzufügen und großzügig mit Schnittlauchröllchen garnieren.

Die Pluspunkte

Die Bohnen sind eine gute Quelle für pflanzliche Proteine, außerdem für Zink und B-Vitamine. Tomaten und Petersilie steuern Vitamin C bei, das dem Körper hilft, das Eisen aus den Bohnen aufzunehmen.

Als Mitglied der Familie der Zwiebelgewächse verfügen die Schalotten – wie Knoblauch und Gartenzwiebeln – über entzündungshemmende Eigenschaften. Wie die Bohnen enthalten sie reichlich lösliche Ballaststoffe, die helfen, einen zu hohen Cholesterinspiegel in den Griff zu bekommen oder ihm vorzubeugen.

44

Japanische Buchweizennudel-Suppe
4 Portionen

110 g Shiitake-Hüte, in feine Scheiben geschnitten
2 Frühlingszwiebeln, in feine Ringe geschnitten
1 rote Paprikaschote, Stielansatz, Samen und weiße Scheidewände
entfernt, das Fruchtfleisch in Streifen geschnitten
1 kräftige Prise Kombu
4 große Blätter Grünkohl, die Rippen entfernt und das Grüne in
breite Streifen geschnitten
225 g fester Tofu, abgetropft und in 1 cm große Würfel geschnitten
1 gut daumengroßes Stück frischer Ingwer, geschält und in feine
Stifte geschnitten
1 mittelgroße Möhre, in Scheiben geschnitten
12 cm Rettich, geschält und in feine Stifte geschnitten
600 ml Gemüsebrühe (oder Pilzbrühe)
4 EL Tamirisauce
225 g Soba (japanische Buchweizennudeln)

Die Zutaten in einen großen Topf schichten, und zwar in dieser Reihenfolge: Shiitake-Scheiben, Frühlingszwiebelringe, Paprikastreifen, Kombu, Kohlblätter, Tofu, Ingwer, Möhrenscheiben, Rettichstifte. Die Pilzbrühe und die Tamirisauce hinzufügen und so viel kochendes Wasser zugießen, dass alles knapp bedeckt ist. Das Ganze zum Kochen bringen, dann die Hitze verringern und 45 Minuten köcheln lassen. (Diese Suppe nicht salzen, da die Tamirisauce salzig genug ist.)

In der Zwischenzeit die Nudeln gemäß Anleitung auf der Verpackung kochen.

Zum Servieren die Nudeln auf tiefe Teller oder Suppenschalen verteilen und die sehr heiße Suppe darüber geben.

Tipps & Infos

- Kombu ist getrockneter Seetang, den Sie als Flocken oder in anderer getrockneter Form in Asia-Shops bekommen. Er ist ein fester Bestandteil der japanischen Küche. Sie können auch Wakame (getrocknete Braunalgen) verwenden.
- Ideal ist es, wenn Sie im Asia-Shop frischen Daikon bekommen; dieser schlanke japanische Rettich schmeckt milder als der deutsche Rettich.
- Tamarisauce ist eine glutenfreie Sojasauce von hoher Qualität.

Die Pluspunkte

Shiitake sind in Japan eine traditionelle Gesundheitsnahrung. Viele wissenschaftliche Studien haben ihre viren- und krebshemmenden Eigenschaften bestätigt. Diese Pilze enthalten Lentinan, eine Substanz, die dem Immunsystem hilft, Krebszellen zu bekämpfen. Wie Tofu verfügt diese Pilzart über einen hohen Proteingehalt.

Maitake ist ein guter Ersatz für Shiitake. Beide Pilzarten werden in Japan während einer schulmedizinischen Behandlung (wie der Chemotherapie) in der Krebsbehandlung als begleitendes Hilfsmittel eingesetzt. Maitake (übersetzt: »tanzender Pilz«) ist hilfreich zur Regulierung des Blutzuckers, bei Insulinresistenz und im Vorstadium eines Diabetes.

Als natürliches, nur wenig bearbeitetes Sojaprodukt besitzt Tofu zahlreiche gesundheitsfördernde Eigenschaften, so wirkt er zum Beispiel deutlich cholesterinsenkend, außerdem unterstützt er die Vorbeugung von Brust- und Prostatakrebs.

Seetang beziehungsweise Algen sind reich an Jod, das für einen effizienten Stoffwechsel wichtig ist. Jodmangel erhöht die Östrogenproduktion bei Frauen.

Buchweizen ist eine gute Quelle für B-Vitamine und das Spurenelement Molybdän, das für die Leberenzyme eine große Rolle spielt. Trotz des Namens ist Buchweizen nicht mit dem Weizen verwandt. Nudeln aus reinem Buchweizen sind glutenfrei.

45

Asiatische Linsensuppe

4 bis 6 Portionen

110 g Channa-Dal
110 g Toor-Dal
110 g Moong-Dal
1 TL Kurkuma (Gelbwurz)
3 EL Pflanzenöl (Sorte nach Belieben)
1 EL schwarze Senfsamen
1 TL Kreuzkümmelsamen
1 Prise Asant
3 Curryblätter
1 mittelgroße Zwiebel, geschält, halbiert und in feine Halbringe
    geschnitten
4 kleine Chilischoten, der Länge nach halbiert und Samen entfernt
6 Knoblauchzehen, geschält und grob zerkleinert
1 Hand voll frischer Koriander, grob zerkleinert
Zesten von ¼ Zitrone
1 Zitrone, eine Hälfte auspresst, die andere geschält und das
    Fruchtfleisch zerkleinert
natriumarmes Salz
frische Korianderblättchen

Die Hülsenfrüchte mit 1,8 Liter kochendem Wasser in einen großen Topf geben. Kurkuma und 1 Esslöffel Pflanzenöl hinzufügen. Das Ganze zum Kochen bringen und bei verringerter Hitze
40 Minuten köcheln lassen (keinen Deckel auflegen); dabei gele-

gentlich umrühren und aufsteigenden Schaum mit Schaumlöffel sorgfältig abschöpfen. Bei Bedarf noch ein wenig heißes Wasser zugießen (die Suppe sollte nicht zu dick sein).

In der Zwischenzeit das restliche Pflanzenöl in einer Pfanne erhitzen und die Senfsamen hinzufügen. Wenn die Samen »hüpfen«, Kreuzkümmelsamen, Asant und Curryblätter zugeben. Anschließend Zwiebelringe, Chilischoten und Knoblauch unterrühren und ein paar Minuten weiterrühren, bis die Zwiebeln leicht gebräunt sind.

Die Zwiebel-Gewürz-Mischung aus der Pfanne samt dem Öl zu den gekochten Hülsenfrüchten geben. Koriander, Zesten, Saft und Fruchtfleisch der Zitrone hinzufügen. Das Ganze gut vermischen und 2 Minuten köcheln lassen. Mit Salz abschmecken. Nach Belieben die Chilischoten entfernen.

Die Suppe mit Korianderblättchen garniert sehr heiß servieren.

Tipps & Infos

- Die Kombination aus diesen drei Hülsenfrüchten ergibt die geschmackvollste Suppe, deren Rezept von dem indischen Gericht Dal (ein Grundnahrungsmittel in Indien) abgeleitet ist. Channa-Dal sind kleinsamige gelbe Kichererbsen, Toor-Dal sind geschälte gelbe Linsen, und Moong-Dal sind Mungbohnen – diese Hülsenfrüchte bekommen Sie alle im Asia-Shop (in der Regel küchenfertig gereinigt; bei Bedarf muss man sie gründlich verlesen, das heißt Steinchen, Hülsenreste und so weiter entfernen). Nach Belieben können Sie auch nur eine Sorte der genannten Hülsenfrüchte verwenden.

- Zum Garnieren können Sie auch Sprossen verwenden (siehe »Leckeres zum Garnieren«, Seite 339f.).

Die Pluspunkte

Dieses Gericht ist eine echte Powersuppe, die besonders reich an Ballaststoffen, Eisen und B-Vitaminen ist. Das Vitamin C der Zitrone hilft dem Körper, das in den Hülsenfrüchten enthaltene Eisen aufzunehmen (pflanzliches Eisen kann er nicht verwerten, wenn nicht gleichzeitig Vitamin C zur Verfügung steht).

Kurkuma ist eine Powernahrung für die Leber, weil es ihre Funktionen kräftig unterstützt. In Indien wird Kurkuma als Mittel gegen Arthritis eingesetzt. Der gelbe Farbstoff Curcumin, der diesem Gewürz die Farbe und den Namen verleiht, gehört zu den wirksamsten Antioxidantien der Natur.

Knoblauch, Ingwer und Chili zählen in der fernöstlichen Medizin zu den »feurigen« Nahrungsmitteln, die Yang-Energie fördern und somit den Stoffwechsel stimulieren und Wassereinlagerungen abbauen.

46

Malaysische Kraftsuppe
2 Portionen

1 EL Erdnussöl
1 Schalotte, geschält und gewürfelt
1 Knoblauchzehe, zerdrückt
1 TL rote Thai-Currypaste (nach Belieben mehr)
600 ml Hühnerbrühe
1 EL Kokosfett
2 EL Erdnussbutter (mit Stückchen)
1 Hand voll frischer Koriander, zerkleinert
1 Hand voll gekochtes Hühnerfleisch, klein geschnitten
natriumarmes Salz
100 g Reisnudeln
1 Hand voll kleine Garnelen ohne Schalen, gefrorene Garnelen vor
    der Verwendung auftauen
frische Korianderblättchen

Das Erdnussöl in einer Pfanne erhitzen und die Schalottenwürfel und den Knoblauch einige Minuten dünsten, bis die Schalotten weich sind. Die Currypaste einrühren. Die Hühnerbrühe zugießen. Zum Kochen bringen, dann die Hitze verringern. Das Kokosfett und die Erdnussbutter gründlich unterrühren. Koriander und Hühnerfleisch hinzufügen. Mit Salz oder nach Belieben mit Currypaste abschmecken.

Die Suppe 5 Minuten köcheln lassen. Inzwischen die Reisnudeln gemäß der Anleitung auf der Packung garen. Abgießen und auf tiefe Teller oder Suppenschalen verteilen. Die Garnelen in die Suppe geben und 30 Sekunden durchwärmen.

Die Suppe auf die Reisnudeln geben und mit Korianderblättchen garnieren.

Die Pluspunkte

Hühnerfleisch, Garnelen und Erdnussbutter sind gute Quellen für Proteine und Zink. Sie sind auch reich an Arginin, das der Körper braucht, um Stickoxide zu produzieren – sie helfen, die Blutgefässe zu entkrampfen, und sind besonders nützlich für Menschen, die zu hohem Blutdruck neigen.

Einige wissenschaftliche Studien zeigen, dass frischer Koriander in der Lage ist, die Ausscheidung von giftigen Metallen, wie zum Beispiel Blei, Quecksilber und Aluminium, zu beschleunigen.

47
Mexikanische Bohnensuppe mit Tofu
4 Portionen

2 EL Olivenöl
1 TL schwarze Senfsamen
1 große Zwiebel, geschält und zerkleinert
2 grüne Chilischoten, Samen entfernt und das Fruchtfleisch der
   Länge nach in feine Streifen geschnitten
4 Knoblauchzehen, zerdrückt
1 TL feine Zitronenzesten
450 g gegarte Pintobohnen (Wachtelbohnen), breiig zerdrückt
1,2 l heiße Gemüsebrühe (oder Hühnerbrühe)
2 EL frischer Koriander, fein zerkleinert
225 g Tofu, abgetropft und in 1 cm große Würfel geschnitten
4 Tomaten, enthäutet und gewürfelt
1 Zitrone, geschält und das Fruchtfleisch klein geschnitten
1 TL Paprikapulver
1 EL Tamarisauce
natriumarmes Salz
frische Korianderblättchen

Das Olivenöl in einem großen, flachen Topf erhitzen und die Senfsamen hinzufügen. Wenn die Samen »hüpfen«, die Zwiebeln und
die Chilistreifen zugeben, außerdem den Knoblauch bis auf eine
kleine Menge (etwa eine halbe Zehe). Rühren, bis die Zwiebeln
weich sind. Die Zitronenzesten sowie die zerdrückten Bohnen zugeben und rühren, bis die Bohnen eine cremige Masse bilden. Ei-

nen Viertelliter der Brühe zugießen und alles gründlich mischen. Dann die restliche Brühe und den Koriander einrühren. Das Ganze zum Sieden bringen und unter gelegentlichem Rühren 15 Minuten köcheln lassen. Tofu, Tomatenwürfel, das Fruchtfleisch der Zitrone, Paprikapulver, Tamarisauce und den restlichen Knoblauch untermischen. Mit Salz abschmecken. Die Hitze stark verringern und die Suppe weitere 2 Minuten leicht köcheln lassen.

Zum Servieren die Suppe mit Korianderblättchen garnieren.

Tipps & Infos

- Während der 4-Tageskur zum Entgiften nur ungesalzene Brühen und kein Salz verwenden!
- Tamarisauce ist eine glutenfreie Sojasauce von hoher Qualität.

Die Pluspunkte

Ein Powersüppchen der gesündesten Art. Die Bohnen sind reich an Proteinen, B-Vitaminen und Mineralstoffen. Die Tomaten enthalten Lycopin, das die Krebsvorbeugung unterstützt. Der Knoblauch besitzt sowohl krebs- als auch pilzhemmende Eigenschaften. Das in den Zwiebeln enthaltene Quercetin ist ebenfalls hilfreich bei der Krebsvorbeugung und bekämpft Viren und Allergien. Die Zitrone ist reich an Vitamin C und Flavonoiden, die helfen, die Blutgefäße zu kräftigen. Als natürliches, nur wenig bearbeitetes Sojaprodukt besitzt Tofu zahlreiche gesundheitsfördernde Eigenschaften, so wirkt er zum Beispiel deutlich cholesterinsenkend, außerdem unterstützt er die Vorbeugung von Brust- und Prostatakrebs. Das »Feuer« der Chilischote fördert den Mikroblutkreislauf und hilft, Wassereinlagerungen abzubauen.

48

Marokkanische Chorba – Kichererbsensuppe mit Hühnchen

4 Portionen

4 EL Olivenöl
2 TL Ingwerpulver
1 TL Kurkuma (Gelbwurz)
4 Hühnerkeulen, Haut entfernt
400 g Kichererbsen aus der Dose, abgegossen, abgespült und
*   abgetropft*
2 mittelgroße Kartoffeln, geschält und in Scheiben geschnitten
1 mittelgroße Zwiebel, geschält und fein gewürfelt
2 EL Tomatenmark
1 EL Zitronensaft
1 Hand voll frische Petersilie, fein zerkleinert
natriumarmes Salz
frische Minzeblätter
Tomatenscheiben

Olivenöl, Ingwerpulver und Kurkuma zu einer Würzpaste verarbeiten. Die Hühnerkeulen in einen großen, flachen Topf ne-
beneinanderlegen und mit kochend heißem Wasser bedecken.
Aufkochen lassen und die Würzpaste einrühren. Das Ganze bei
verringerter Hitze 1 Stunde köcheln lassen.

Vom Herd nehmen. Die Hühnerkeulen herausnehmen, in eine Schüssel legen und beiseitestellen.

Kichererbsen, Kartoffeln, Zwiebeln, Tomatenmark, Zitronensaft und Petersilie in die Flüssigkeit geben. Gründlich mischen und eventuell noch ein wenig Wasser zugießen, sodass alle Zutaten bedeckt sind. Den Topf wieder auf den Herd stellen. Die Suppe zum Kochen bringen, dann bei verringerter Hitze 40 Minuten köcheln lassen. Mit Salz abschmecken.

In der Zwischenzeit das Fleisch von den Hühnerkeulen ablösen und in mundgerechte Stücke schneiden.

Kurz vor dem Servieren das Hühnerfleisch zum Durchwärmen in die Suppe geben.

Die Suppe in tiefe Teller füllen und mit Minze sowie Tomatenscheiben garnieren.

Die Pluspunkte

Kurkuma bringt eine ganze Reihe gesundheitsfördernder Eigenschaften mit sich. Es enthält den gelben Farbstoff Curcumin, der diesem Gewürz die Farbe und den Namen verleiht und zu den wirksamsten Antioxidantien gehört. Kurkuma unterstützt die Leberfunktionen auf vielfältige Weise (es wird sogar bei der Behandlung von Hepatitis eingesetzt).

Kichererbsen bringen reichlich lösliche Ballaststoffe mit, die helfen, die Aufnahme von Kohlenhydraten zu verlangsamen.

Ingwer nimmt in der fernöstlichen Medizin einen bedeutenden Platz ein. Ingwerpulver fördert den Stoffwechsel, wirkt auf sanfte Art entwässernd und ist eine ausgezeichnete Verdauungshilfe.

49

Mungbohnensuppe mit Knoblauch und Ingwer
2 bis 3 Portionen

140 g geschälte, halbierte Mungbohnen
1 TL Tahini (Sesampaste)
2 EL Olivenöl
1 kleines Stück frischer Ingwer (etwa ½ cm groß), geschält und fein
  geraspelt
2 Knoblauchzehen, zerdrückt
1 kleine Chilischote, Samen entfernt und das Fruchtfleisch fein
  zerkleinert
1 EL Zitronensaft
1 EL frischer Koriander, fein zerkleinert
natriumarmes Salz

Die Mungbohnen mit 600 Milliliter Wasser in einem Topf zum Kochen bringen, dann bei verringerter Hitze etwa 45 Minuten köcheln lassen, bis die Bohnenkerne sehr weich sind. Vom Herd nehmen und die Bohnen zu Brei zerdrücken. Tahini gründlich einrühren.

Das Olivenöl in einer kleinen Pfanne erhitzen. Ingwer, Knoblauch und Chili hinzufügen und unter Rühren braten, bis der Knoblauch weich ist (er darf aber nicht bräunen). Diese Mischung unter die zerdrückten Bohnen rühren. Zitronensaft und Koriander zugeben. Mit Salz abschmecken.

Die Suppe sehr heiß servieren.

Die Pluspunkte

Mungbohnen sind reich an löslichen Ballaststoffen, B-Vitaminen, Eisen und Zink. In der fernöstlichen Medizin betrachtet man sie als »kühlendes« Nahrungsmittel, das Hitze wegnimmt. Daher sind diese Hülsenfrüchte besonders gut für Menschen geeignet, die hitzempfindlich sind und/oder häufiger unter Fieber oder Hautreizungen leiden.

Das »Feuer« des Ingwers und der Chilischote sorgt in diesem Rezept für den wärmenden Ausgleich.

Tahini wird aus Sesamsamen hergestellt, die reich an Kalzium, Magnesium, Ballaststoffen und mehrfach ungesättigten Fettsäuren sind.

50

Paraguayische Suppe – Zucchinisuppe mit Ei

4 Portionen

2 EL Olivenöl
1 Zwiebel, geschält und fein gewürfelt
2 Knoblauchzehen, zerdrückt
2 EL Naturreis
1,2 l Gemüsebrühe (oder Hühnerbrühe)
4 große Zucchini, grob zerkleinert
1 Ei, verquirlt
natriumarmes Salz
schwarzer Pfeffer aus der Mühle

Das Öl bei mittlerer Hitze in einem Topf heiß werden lassen. Zwiebeln und Knoblauch zugeben und glasig dünsten. Den Reis und die Brühe hinzufügen. Das Ganze zum Kochen bringen, dann bei verringerter Hitze 25 Minuten köcheln lassen. Die Zucchinistückchen einrühren. Erneut zum Kochen bringen und weitere 5 Minuten kochen lassen

Das verquirlte Ei in einem dünnen Strahl in die Suppe laufen lassen, dabei langsam und gleichmäßig in einer Richtung rühren. Mit Salz, wenn nötig, abschmecken.

Die Suppe mit Pfeffer bestreut servieren.

Die Pluspunkte

Eier sind eine gute Proteinquelle. Das Eigelb enthält den wertvollen Nährstoff Zink und – in geringen Mengen – auch die Vitamine A, D und E. Obwohl das Eigelb Cholesterin enthält, gelten heute bis zu vier Eier in der Woche als unbedenklich. Für die verstopfenden Cholesterinablagerungen in den Arterien ist meistens das Cholesterin verantwortlich, das der Körper infolge eines zu hohen Konsums von Zucker und tierischem Fett selbst produziert.

Naturreis liefert B-Vitamine und pflanzliche Proteine, während Zucchini Kalium und Ballaststoffe beisteuern.

51
Kartoffelsuppe mit Walnuss-Pesto und Tofu
2 Portionen

1 Hand voll frisches Basilikum, grob zerkleinert
2 Knoblauchzehen, geschält
½ TL Meersalz
1 EL Walnusskerne
4 EL Olivenöl
2 EL Zitronensaft
110 g Tofu, in Scheiben geschnitten
1 mittelgroße Zwiebel, geschält, halbiert und in feine Halbringe
  geschnitten
3 mittelgroße Kartoffeln, in Würfel geschnitten
Samensprossen (Sorte nach Belieben)
Möhren, fein geraspelt (zum Garnieren)

Basilikum, Knoblauch, Salz, Walnüsse und 2 Esslöffel Olivenöl im Mörser zu einem Pesto verarbeiten. In eine Schüssel geben und den Zitronensaft unterrühren. Die Tofuscheiben mit Küchenpapier gründlich trocken tupfen und in die Schüssel geben. Die Scheiben in dem Pesto wenden, bis sie vollkommen überzogen sind. Falls das Pesto nicht geschmeidig genug ist, noch etwas Olivenöl unterrühren. Beiseitestellen.

Die restlichen 2 Esslöffel Olivenöl in einen großen Topf geben und darin die Zwiebeln glasig dünsten (sie dürfen nicht bräunen). Die Kartoffelwürfel hinzufügen und unter Rühren 2 Minuten braten. So viel kochendes Wasser zugießen, dass alles gut bedeckt ist. Das Ganze zum Kochen bringen und bei verringerter Hitze – zugedeckt – 40 Minuten köcheln lassen, bis die Kartoffeln so weich sind, dass sie beim Rühren anfangen zu zerfallen.

Die Hitze auf die kleinste Stufe stellen. Den Tofu samt der Marinade vorsichtig unterheben. Etwa 1 Minute durchwärmen lassen. Falls die Suppe zu dick ist, noch etwas Wasser zugießen. Nach Belieben mit Meersalz abschmecken.

Die Suppe mit Samensprossen und Möhrenraspeln garniert servieren.

Tipps & Infos

- Keine rote Zwiebel verwenden, sie würde die appetitliche Farbe der Suppe beeinträchtigen.
- Samensprossen, wie Soja- und Mungbohnensprossen, gibt es im Kühlregal gut sortierter Supermärkte; Sie können die Sprossen aber auch selbst ziehen (siehe »Leckeres zum Garnieren«, Seite 339f.).

Die Pluspunkte

Der Knoblauch ist bei dieser Suppe fast roh, sodass er bestens seine bakterien- und pilzhemmenden Eigenschaften entfalten kann. So trägt er dazu bei, die Darmflora im Gleichgewicht zu halten. Auch Olivenöl besitzt eine pilzhemmende Wirkung.

Tofu ist eine gute Quelle für pflanzliche Proteine. Als Sojaprodukt hilft er, einem hohen Cholesterinspiegel und Frauenbeschwerden, die mit einem extrem hohen Östrogenspiegel zusammenhängen, entgegenzuwirken.

52

Rote-Linsen-Suppe mit Kastanien
2 bis 4 Portionen

2 EL Olivenöl
1 mittelgroße Zwiebel, geschält und in kleine Würfel geschnitten
½ TL Kreuzkümmelsamen und ½ TL Bockhornskleesamen,
    zusammen im Mörser grob zerkleinert
140 g rote Linsen
1 EL Miso in 300 ml Wasser aufgelöst
200 g Esskastanien
1 EL Zitronensaft
1 EL frische Petersilie, fein zerkleinert
natriumarmes Salz
schwarzer Pfeffer aus der Mühle

Das Olivenöl bei mittlerer Hitze in einer Pfanne heiß werden lassen. Die Zwiebelwürfel hinzufügen und dünsten, bis sie glasig sind. Die Samenmischung (Kreuzkümmel und Bockshornklee) darüber streuen und 1 Minute rühren. Vom Herd nehmen.

600 Milliliter Wasser mit den Linsen in einem Topf zum Kochen bringen. Die Zwiebel-Gewürzmischung samt dem Öl zugeben. Das Ganze kurz aufkochen lassen, dann bei verringerter Hitze unter gelegentlichem Rühren 35 Minuten ganz leicht köcheln lassen. Die Misobrühe unterrühren und weitere 5 Minuten köcheln lassen.

Die Kastanien mit dem Handballen etwas zerbrechen (nicht zerquetschen). Zitronensaft und Petersilie einrühren. Mit Salz abschmecken (Vorsicht, Miso ist bereits ziemlich salzig). Die Suppe mit Pfeffer bestreut servieren.

Tipps & Infos

- Verwenden Sie möglichst die Form dieser japanischen Würzpaste, die aus Sojabohnen und Reis beziehungsweise Naturreis besteht.

- Am einfachsten zu verwenden sind die Kastanien aus der Dose. Frische Esskastanien muss man weich kochen, noch heiß schälen und Häutchen sowie Härchen entfernen. Geschälte, getrocknete Kastanien müssen über Nacht in Wasser einweichen, um dann ebenfalls gekocht zu werden.

Die Pluspunkte

Die roten Zwiebeln enthalten Anthocyanin, einen Farbstoff, der zu den kraftvollen Antioxidantien zählt. Einen ähnlichen Nährwert wie Reis oder Getreide besitzen die nur gering fetthaltigen, aber sehr kohlenhydratreichen Kastanien, die neben ihrem köstlichen Geschmack auch Kalium, Magnesium und Eisen liefern. Die Linsen sind eine gute Quelle für Folsäure und Eisen. Zitronensaft und frische Petersilie steuern Vitamin C bei, das dem Körper hilft, das Eisen aufzunehmen.

Bockhornkleesamen ist ein natürliches Schmiermittel für den Dickdarm und hat generell eine beruhigende Wirkung auf das gesamte Verdauungssystem.

53

Pikanter Kartoffelsuppentopf mit Lachs

4 Portionen

4 EL Olivenöl
1 große rote Zwiebel, geschält und in feine Halbringe geschnitten
4 mittelgroße Kartoffeln, in dünne Scheiben geschnitten
3 große Hände voll Blattgemüse, in kurze Streifen geschnitten
1 TL Ingwerpulver
1–1,2 l heiße Fischbrühe
natriumarmes Salz
225 frischer Lachs, in mundgerechte Stücke geschnitten
4 EL Sojacreme

Das Olivenöl in einem großen Topf erhitzen und darin die Zwiebelringe goldgelb braten. Die Kartoffeln hinzufügen und in den Topf drücken. Den Topfdeckel auflegen, um den Dampf zu nutzen. Die Kartoffeln mehrmals wenden – und immer wieder den Deckel fest auflegen –, bis sie ein wenig gebräunt sind. Das Gemüse unterheben und auf die gleiche Weise verfahren, bis die Gemüseblätter zusammengefallen sind; das dauert nur ein paar Minuten. Das Ingwerpulver untermischen und so viel Fischbrühe zugießen, bis alles knapp bedeckt ist (bei Bedarf mit kochend heißem Wasser ergänzen). Alles gut mischen und bei geschlossenem Deckel erhitzen und 25 Minuten köcheln lassen. Nach Belieben mit Salz abschmecken.

Den Lachs zugeben und etwa 5 Minuten garen, bis sich die Fleischlamellen leicht voneinander lösen. Vom Herd nehmen und die Sojacreme einrühren. Den Suppeneintopf in Schalen geben und sehr heiß servieren.

Tipps & Infos

- Geeignet ist jedes Gemüse mit intensiv grünen Blätter, zum Beispiel Grünkohl, Wirsing, Spitzkohl, Mangold oder Spinat, am besten eine Mischung aus mehreren Sorten; dicke Blattrippen sollten Sie immer entfernen.
- Fertige Fischbrühe gibt es im Glas; ideal ist es, wenn Sie aus Fischresten (Köpfe, Gräten) und Wasser die Brühe selbst kochen (1 Stunde köcheln lassen).

Die Pluspunkte

Lachs gehört zu den so genannten öligen Fischen, also zu jenen, deren Fleisch eine gute Quelle für die gesunden Fettsäuren ist, die Ihrem Blutkreislauf guttun. Wilder Lachs und Lachs aus einer organisch-biologischen Zucht sind am besten, weil der Nährwert der Fische zum Teil davon abhängt, was sie fressen. Auf konventionellen Zuchtfarmen verleihen meist chemische Zusätze dem Lachsfleisch eine intensive rosa-rötliche Farbe, während das Fleisch der Tiere aus organisch-biologischen Zuchten wesentlich heller ist. Der Wildlachs verdankt seine rötliche Farbe seiner natürlichen Nahrung.

54

Kartoffelsuppentopf mit Muscheln
4 Portionen

250 g kleine festkochende Kartoffeln, gewaschen und abgebürstet
8 frische Jakobsmuscheln (ohne Schale)
300 ml Sojamilch (oder Kuhmilch)
4 Schalotten, geschält und geviertelt
1 leicht gehäufter EL Reismehl (oder Weizenmehl)
2 EL Butter
300 g gemischte Erbsen und Maiskörner, frisch oder gefroren
1 Prise getrockneter Estragon
natriumarmes Salz
2 EL Sahne (oder Sojacreme oder Crème fraîche)
schwarzer Pfeffer aus der Mühle

Die Kartoffeln weich garen (die Garzeit hängt von Größe und Sorte ab). Abkühlen lassen und schälen. Beiseitelegen.

Die Muscheln putzen (Mantelrand und dünnen Mantel entfernen). Das Nüsschen (das helle Muskelfleisch) und den roten Corail (Rogen) mit der Milch in einen Topf geben. Erhitzen und 2 Minuten ganz leicht köcheln lassen; dabei den Topfdeckel locker auflegen und aufpassen, dass die Milch nicht überkocht. Vom Herd nehmen.

Die Muscheln mit der Siebkelle herausheben und in eine Schüssel legen. Den roten Corail (Rogen) grob zerkleinern (die Nüsschen beiseitestellen), wieder in die Milch geben und mit einem Stabmixer gründlich pürieren.

Die Butter in einem Topf zerlassen. Die Schalotten und 2 Esslöffel Wasser hinzufügen und bei geringer Hitze – zugedeckt – etwa 5 Minuten goldgelb dünsten; darauf achten, dass sie nicht bräunen, bei Bedarf noch ein paar Tropfen Wasser zugeben. Die Hitze verstärken und das Wasser vollständig verdampfen lassen. Das Mehl einstreuen und rühren, bis es von den Schalotten aufgenommen wurde. 300 Milliliter heißes Wasser zugießen und rühren, bis die Flüssigkeit andickt. Die Corail-Milch, das Gemüse und den Estragon hinzufügen. Das Ganze erhitzen und – zugedeckt – bei geringer Hitze 5 Minuten ganz leicht köcheln lassen; zwischendurch umrühren. Mit Salz abschmecken.

Die Kartoffeln, das Muschelfleisch (die Nüsschen) und die Sahne zugeben. Das Ganze gut durchwärmen lassen, wobei die Suppe aber nicht mehr kochen darf. Zum Schluss mit Pfeffer abschmecken.

Tipps & Infos

- Sie können auch eine fertige gefrorene Mischung Erbsen und Maiskörner aus dem Tiefkühlregal verwenden, in der noch ein paar Möhren und/oder Paprikastückchen enthalten sind.

Die Pluspunkte

Von dieser herrlichen, höchst gehaltvollen Suppe dürfen Sie getrost große Portionen verspeisen. Als Meeresfrüchte sind die Muscheln reich an Mineralstoffen des Meeres: Jod, Zink, Selen und einige andere Nährstoffe, die bei den Landbewohnern Mangelware sind.

55

Französische Garnelensuppe
4 Portionen

450 g gekochte Garnelen in der Schale
4 EL Butter
2 EL Weinbrand
1 frischer Thymianzweig
1 Lorbeerblatt (möglichst ein frisches)
1 Zwiebel, geschält und in Ringe geschnitten
1 große Möhre, in dünne Scheiben geschnitten
1 Stange Staudensellerie, in dünne Scheiben geschnitten
4 Knoblauchzehen, geschält und fein zerkleinert
1 gehäufter EL Reismehl (oder Weizenmehl)
1 große Kartoffel, gewürfelt
½ TL Paprikapulver
1 EL Tomatenmark
4 EL Sahne (oder Sojacreme)
natriumarmes Salz
schwarzer Pfeffer aus der Mühle

Die Garnelen auslösen. Das Fleisch beiseitelegen und die Schalen gründlich zerkleinern (ein Hammer ist dabei mitunter sehr hilfreich).

Die Hälfte der Butter bei mittlerer Hitze in einem großen, flachen Topf zerlassen. Die Schalen und den Weinbrand hinzufügen, 2 Minuten rühren. Thymianzweig, Lorbeerblatt und 1,2 Liter heißes Wasser zugießen. Das Ganze zum Kochen bringen und bei verringerter Hitze – zugedeckt – 45 Minuten köcheln lassen. Durch ein sehr feines Sieb abgießen, dabei die Flüssigkeit auffangen, in einen Messbecher geben und mit Wasser auf 1,2 Liter auffüllen, um das verdampfte Wasser zu ergänzen. Den Inhalt vom Sieb wegwerfen.

Den Topf mit Küchenpapier gut trocken reiben und die restliche Butter darin zerlassen. Zwiebeln, Möhren, Sellerie und Knoblauch hinzufügen und unter Rühren weich braten. Das Mehl einstreuen und gründlich einrühren. 300 Milliliter der Kochflüssigkeit zugießen und rühren, bis sie andickt. Die restliche Kochflüssigkeit zugeben. Kartoffelwürfel, Paprikapulver und Tomatenmark einrühren. Das Ganze 30 Minuten köcheln lassen. Vom Herd nehmen.

Die Suppe mit einem Stabmixer pürieren. Die Sahne einrühren und das Garnelenfleisch hinzufügen. Mit Salz abschmecken. Den Topf wieder auf den Herd setzen und die Suppe bei geringer Hitze ein paar Minuten erwärmen, wobei sie nicht mehr sprudelnd kochen sollte.

Die Suppe mit Pfeffer bestreut servieren.

Tipps & Infos
- Geeignet sind auch Langusten oder Krebse und jedes andere vergleichbare Meerestier, das noch seine harte Schale trägt.

Die Pluspunkte
Meeresfrüchte sind eine ausgezeichnete Quelle für Mineralstoffe wie Zink und Selen sowie Kalzium, das für den Knochenaufbau so wichtig ist.

Den Blattschopf von der Fenchelknolle abtrennen und die zarten Blattstiele fein zerkleinern. Beiseitelegen. Die Knolle in kleine Stücke schneiden.

Das Olivenöl bei mittlerer Hitze in einer Pfanne heiß werden lassen. Fenchelstücke, Zwiebelringe, Selleriestücke, Paprikastreifen, Knoblauch, Orangenzeste und die Chiliringe hinzufügen. Das Ganze gut mischen und bei verringerter Hitze – zugedeckt – 5 Minuten garen. Brühe, Weißwein, Pernod und Tomatenmark unterrühren. Tomatenwürfel, Lorbeerblatt und Thymian zugeben. Noch einmal gut durchrühren und das Ganze bis zum Siedepunkt bringen, dann 30 Minuten köcheln lassen.

Das Fenchelgrün, den Fisch und die Garnelen in die Suppe geben. Etwa 2 Minuten köcheln lassen, bis der Fisch gar ist. Die Suppe mit Salz und Pfeffer abschmecken.

Tipps & Infos

- Fertige Fischbrühe gibt es im Glas; ideal ist es, wenn Sie aus Fischresten (Köpfe, Gräten) und Wasser die Brühe selbst kochen (1 Stunde köcheln lassen). Für dieses Rezept sollten Sie ein Bouquet garni, ein Kräutersträußchen, mitkochen.
- Ideal ist es, wenn Sie eine Mischung aus verschiedenen Fischarten nehmen, die sich in Geschmack und Textur (Beschaffenheit/Festigkeit des Fleisches) unterscheiden. Eine gute Kombination ist: Goldbarsch oder Seelachs, Roter Schnapper, Zackenbarsch oder Meeräsche.

Die Pluspunkte

Die Suppe enthält alles, was die Ernährungsforschung mehr und mehr als höchst gesundheitsfördernd belegt: gesunde essenzielle (und kaum gesättigte) Fettsäuren und Mineralstoffe, darunter Zink, Jod und Selen. Fisch ist wirklich eine echte Powernahrung, insbesondere für Menschen mit Arterien-, Herz- und/oder Cholesterinproblemen.

58
Suppentopf mit Puy-Linsen und Spinat
4 bis 6 Portionen

4 EL Olivenöl
*1 große rote Zwiebel, geschält, halbiert und in feine Halbringe
  geschnitten*
120 g Puy-Linsen (oder braune Linsen)
2 TL Miso
1 EL Tomatenmark
*225 frischer Spinat, geputzt, gewaschen, abgetropft und in Streifen
  geschnitten*
natriumarmes Salz
Zitronensaft
schwarzer Pfeffer aus der Mühle

Das Olivenöl bei mittlerer Hitze in einem großen Topf heiß werden lassen. Die Zwiebelringe hinzufügen und – zugedeckt – unter gelegentlichem Rühren weich braten. 1,2 l Wasser und die
Linsen hinzufügen. Das Ganze zum Kochen bringen, dann bei
verringerter Hitze – zugedeckt – 30 Minuten köcheln lassen.

Miso und Tomatenmark gründlich einrühren. Den Spinat zugeben, den Deckel auflegen und die Suppe weitere 5 Minuten
köcheln lassen, bis der Spinat weich ist.

Die Suppe mit einem Stabmixer etwas pürieren, sodass sie sä-
miger ist, aber ein Teil der Linsen noch »in Form« ist. Mit Salz
abschmecken. Den Zitronensaft einrühren, dann mit Pfeffer würzen.

Tipps & Infos

- Puy-Linsen sind kleine grüne Linsen, die sich für diese Suppe besonders gut eignen, weil sie noch ein wenig Biss behalten und nicht wie andere Linsen vollkommen zu Brei verkochen. Dieser »Biss« passt gut zu dem butterweichen Spinat.
- Verwenden Sie möglichst die Form von Miso (einer japanischen Würzpaste), die aus Sojabohnen und Reis beziehungsweise Naturreis hergestellt wurde.
- Den Proteingehalt der Suppe können Sie erhöhen, wenn Sie zusammen mit dem Spinat eine Hand voll Tofuwürfel hinzufügen.

Die Pluspunkte

Spinat und Linsen sind gute Quellen für ein wichtiges B-Vitamin: die Folsäure. Von allen Vitaminen geht die Folsäure am schnellsten verloren, wenn Nahrungsmittel industriell ver- oder bearbeitet beziehungsweise länger gelagert werden. Folsäure hilft, den Homocysteinspiegel niedrig zu halten. Die Aminosäure Homocystein treibt das Cholesterin in die Höhe und wird mit verschiedenen Erkrankungen, die mit der Durchblutung zusammenhängen, in Verbindung gebracht, allen voran Herzerkrankungen, aber auch die Alzheimer-Krankheit.

Spinat liefert auch Eisen, das vom Körper nur in Verbindung mit Vitamin C gut absorbiert wird – daher enthält die Suppe Zitronensaft. Geradezu ideal ist es, wenn Sie zum Nachtisch etwas frisches Obst verspeisen.

59
Süßkartoffel-Erdnuss-Suppe
4 Portionen

2 EL Erdnussöl
1 große Zwiebel, geschält und gewürfelt
2 kleine rote Chilischoten, zerkleinert
1,2 l Gemüsebrühe
2 große Süßkartoffeln (möglichst eine Sorte mit orangefarbenem
  Fruchtfleisch), geschält und 1 cm große Würfel geschnitten
2 EL Tomatenmark
2 EL frischer Koriander, fein zerkleinert
4 EL Erdnussbutter
natriumarmes Salz
frische Korianderblättchen

Das Erdnussöl in einem großen Topf erhitzen und darin die
Zwiebelwürfel und Chilistücke weich braten. Brühe, Süßkartof-
felwürfel und Tomatenmark hinzufügen. Gut mischen. Alles zum
Kochen bringen, dann bei verringerter Hitze – zugedeckt – 25
Minuten köcheln lassen. Den Koriander zugeben und das Ganze
weitere 5 Minuten köcheln lassen. Durch ein Sieb abgießen, dabei die Flüssigkeit auffangen. Das Sieb mit den festen Bestandteilen kurz beiseitestellen.

Die Kochflüssigkeit wieder in den Topf gießen und die Erdnussbutter mit einem Schneebesen einrühren. Weiterrühren, bis
die Flüssigkeit andickt. Nun die Zutaten aus dem Sieb (mit einem
Kochlöffel) unterheben. Mit Salz abschmecken. Die Suppe noch

einmal ein paar Minuten durchwärmen, aber nicht mehr sprudelnd kochen lassen.

Die Suppe mit Korianderblättchen garniert servieren.

Tipps & Infos

- Kaufen Sie nach Möglichkeit nur Erdnussbutter aus biologischem Anbau. Erdnüsse werden auf den Feldern häufig im Wechsel mit Baumwolle gezogen. Und die Baumwolle wird im konventionellen Anbau mit weitaus mehr »Chemie« behandelt als Nahrungsmittel, doch die Rückstände der chemischen Mittel landen ja im Boden.

Die Pluspunkte

Mit der Erdnussbutter und dem Erdnussöl kommen die nützlichen Nährstoffe der Erdnuss in die Suppe. Die knackigen Kerne sind genau genommen keine Nüsse, weil sie botanisch zur Familie der Hülsenfrüchte zählen. Auf jeden Fall sind Erdnüsse eine ausgezeichnete Quelle für Proteine, einfach ungesättigte Fettsäuren, Zink, Kupfer und nicht zuletzt für die Aminosäure Arginin, die der Körper braucht, um Stickoxide zu produzieren, die die Blutgefässe zu entkrampfen helfen und besonders nützlich für Menschen sind, die zu hohem Blutdruck neigen.

Das Orange ihres Fruchtfleisches verdankt die Süßkartoffel ihrem Gehalt an Karotin, das zu den höchst nützlichen Antioxidantien zählt.

60
Thai-Suppe mit Shrimps und Nudeln
2 bis 3 Portionen

600 ml Meeresfrüchte-Brühe, ersatzweise Wasser
1 kleine Möhre, geschält und in Stifte geschnitten
6 cm Rettich, geschält und in Stifte geschnitten
1 mittelgroße Zwiebel, geschält und gewürfelt
150 g frische oder gefrorene Erbsen
1 Hand voll frischer Koriander, grob zerkleinert
1 kleine Thai-Chilischote, Samen entfernt und fein zerkleinert
1 daumengroßes Stück frischer Ingwer, geschält und geraspelt
110 g Reisnudeln
2 Knoblauchzehen, zerdrückt
2 EL Zitronensaft
1 EL rote Thai-Currypaste
110 g geschälte Shrimps
natriumarmes Salz
frische Korianderblättchen

Die Brühe oder das Wasser in einen Topf geben. Möhren- und Rettichstifte, Zwiebelringe, Erbsen, Koriander, Chilistückchen und Ingwer hinzufügen. Das Ganze zum Kochen bringen, dann bei verringerter Hitze etwa 10 Minuten köcheln lassen, bis Möhren und Rettich weich sind.

Die Reisnudeln gemäß Anleitung auf der Packung garen. Abgießen.

Knoblauch, Zitronensaft und Currypaste in die Suppe rühren. Die Reisnudeln zugeben. Die Suppe zum leichten Köcheln bringen, dann die Shrimps hinzufügen und ein paar Minuten gut durchwärmen lassen. Mit Salz abschmecken.

Die Suppe mit Korianderblättchen garniert sehr heiß servieren.

Tipps & Infos

- Eine gehaltvolle Brühe bekommen Sie, wenn Sie die Schalen von Meeresfrüchten, wie Garnelen oder Langusten, 30 Minuten kochen. Die Suppe schmeckt aber auch ausgezeichnet, wenn Sie nur Wasser verwenden.
- Ideal ist es, wenn Sie im Asia-Shop frischen Daikon bekommen; dieser schlanke japanische Rettich schmeckt milder als sein deutscher Verwandter.

Die Pluspunkte

Die Suppe enthält verschiedene Yang-Komponenten und verdauungsfördernde Zutaten: Shrimps, Knoblauch, Ingwer, Rettich, Zwiebel. Gemäß der fernöstlichen Medizin hilft diese Yang-Nahrung, Wassereinlagerung abzubauen, die Gewichtsabnahme zu fördern und das Energieniveau anzuheben.

Diese praktisch fettfreie Suppe macht satt, erfüllt den Körper aber mit Wärme und Leichtigkeit. Außerdem wirkt sie schleimlösend, sodass sie die Lunge und Bronchien regelrecht durchputzen kann, was sich vielleicht in schleimigem Auswurf zeigt.

61
Thai-Hühnersuppe mit Gemüse
4 Portionen

*1 Hühnerkarkasse von einem Huhn aus biologischer Haltung,
    zerkleinert*
1 TL gemahlener Galgant (Thai-Ingwer)
1 Stängel Zitronengras, grob zerkleinert
4 frische Kaffir-Limettenblätter, grob zerkleinert
400 ml Kokosmilch
225 g rohes Hühnerfleisch, in mundgerechte Stücke geschnitten
¼ von einem mittelgroßen Grünkohl, fein zerkleinert
15 cm Rettich, geschält und in Scheiben geschnitten
8 kleine Thai-Chilischoten
4 El Zitronensaft
1 EL Fischsauce
natriumarmes Salz
1 Hand voll frischer Koriander, fein zerkleinert

Karkasse, Galgant, Zitronengras, Limettenblätter in einen
Schnellkochtopf geben und mit Wasser bedecken. Mit vollem
Dampfdruck 25 Minuten kochen. Abkühlen lassen, ohne den
Deckel zu öffnen. Abgießen und die Hühnerbrühe auffangen.
Die festen Bestandteile wegwerfen. (Man kann die Karkasse auch
in einem normalen Topf gut 1 Stunde köcheln lassen, doch der
Nährwertgehalt ist dann nicht ganz so hoch.)

850 Milliliter Hühnerbrühe (eventuell mit Wasser auffüllen)
und die restlichen Zutaten – bis auf den frischen Koriander und

das Salz – in einen Topf geben. Das Ganze zum Kochen bringen, dann bei verringerter Hitze etwa 40 Minuten köcheln lassen, bis alle Zutaten weich sind. Mit Salz abschmecken.

Die Suppe mit frischem Koriander garniert servieren.

Tipps & Infos

- Eine Karkasse ist das Gerippe eines Huhns (oder eines anderen Geflügels), das nach dem Ablösen von Kopf, Keulen, Flügeln und Brustfleisch übrig bleibt, wobei an dem Gerippe noch einiges Fleisch haftet. Karkassen bekommt man bei vielen Biometzgern (eventuell auf Vorbestellung). Für dieses Rezept eignet sich auch die Karkasse von jedem anderen Geflügeltier aus biologischer Haltung.

- Kokosmilch wird durch Auspressen des Kokosfleisches gewonnen (es ist nicht das Kokosnusswasser, das sich im Inneren der Kokosnuss befindet). Die für dieses Rezept geeignete Kokosmilch ist dünnflüssig und enthält 55 Prozent Kokosextrakt sowie 45 Prozent Wasser, keine Dickungsmittel oder andere Zusätze. Nicht die cremige Kokosmilch verwenden; sie ist um ein Vielfaches kalorienreicher als die dünnflüssige! Die Kokosmilch ist in Dosen in gut sortierten Supermärkten und Asia-Shops erhältlich.

- Ideal ist es, wenn Sie im Asia-Shop frischen Daikon bekommen; dieser schlanke japanische Rettich schmeckt milder als sein deutscher Verwandter.

- Wenn Sie die Schoten mit der Gabel ringsherum durchlöchern, verlieren sie etwas von ihrer Schärfe, denn Thai-Chilis sind höllisch scharf.

- Wenn Ihnen das Auskochen der Karkasse zu mühselig ist, können Sie auch eine sehr hochwertige fertige Hühnerbrühe verwenden. Sie enthält zwar nicht alle der nützlichen Nährstoffe, die in den Knochen und Knorpeln enthalten sind, spart aber Zeit und Mühe.

- Noch schneller geht es bei dieser Variante: Fertige Hühnerbrühe (Instantwürfel oder aus dem Glas) mit zwei Esslöffeln Thai-Currypaste, dem Grünkohl, dem Rettich und vier Händen voll gemischtem Tiefkühlgemüse, der Kokosmilch, etwas Hühnerfleisch und dem Zitronensaft 30 bis 40 Minuten köcheln lassen. Das ist zwar nicht ganze das Wahre, aber eine passable Lösung, wenn man es eilig hat.

- Und wer es ganz feurig mag, würzt die Suppe (das Original wie die Variante) zusätzlich mit ein paar Spritzern Tabascosauce.

Die Pluspunkte

Die Kokosnuss enthält Fettsäuren, die eine Behandlung wegen unerwünschter Pilze im Darm unterstützen. Chili und Huhn bringen dem Körper eine Wärme, die den Blutkreislauf und das Immunsystem fördert, daher eignet sich diese Suppe besonders gut für Menschen, denen es an Energie mangelt.

Die Hühnerkarkasse steuert über das Knorpelgewebe Glucosamin bei, das eine Arthritisbehandlung unterstützen kann. Der Rettich wirkt schleimlösend und wirkt sich günstig auf das Gleichgewicht der Schilddrüsenhormone aus.

Ein paar praktische Tipps
zum Schluss

Wenn Sie fertig gekochte Bohnen, Erbsen, Linsen und Naturreis auf Vorrat haben, kann Ihnen nicht mehr viel passieren. Sie bilden die Basis für viele leckere Suppen und können in Minutenschnelle mit allen möglichen gesunden Zutaten kombiniert werden, seien es gegarte Reste von Gemüse, Fisch oder Hühnchen. Außerdem kommen Sie damit viel billiger weg als mit fertigen Produkten, die Ihnen lange nicht den hohen Nährwert des Hausgemachten bieten. Bohnen, Linsen und auch Reis lassen sich gekocht gut einfrieren.

Reis und Linsen einfrieren

Den gemäß Anleitung auf der Packung gekochten Naturreis vollkommen abkühlen lassen und portionsweise in Gefrierbeutel oder -dosen packen. Da Naturreis vielen Suppen zusätzlich Substanz verleiht und Sie bei einer Suppenportion nur wenig brauchen, können Sie Miniportionen in der Eisschale einfrieren und dann in einen größeren Beutel stecken. Genauso verfahren Sie bei Linsen, wobei Sie nur auf die Packung schauen müssen, ob und wie lange man die Linsen einweichen muss. Rote Linsen zum Beispiel können gleich gekocht werden.

Bohnen einfrieren

Neben einem stattlichen Vorrat an unterschiedlichen Bohnensorten in Dosen, lohnt es sich auch, Bohnen einzufrieren, insbesondere wenn Sie während der Saison an frische Bohnenkerne herankommen (aus dem eigenen Garten, auf Wochenmärkten oder in größeren Bioläden). Außerdem muss man getrocknete Bohnenkerne nicht nur stundenlang einweichen, sondern es dauert auch ewig, bis sie weich gekocht sind. Unter letzterem Aspekt lohnt sich auch die Anschaffung eines Schnellkochtopfes (falls Sie nicht bereits einen besitzen). Der Dampfdruck sorgt auch dafür, dass die giftigen Lektine, die in rohen Bohnen enthalten sind, abgebaut werden. Kochen Sie die Bohnen »normal«, sollten Sie diese Hülsenfrüchte zunächst zehn Minuten lang sprudelnd kochen lassen, bevor Sie die Hitze verringern, um sie langsam köchelnd weich zu garen.

Zum Einfrieren die Bohnen vollkommen abkühlen lassen und portionsweise in Gefrierbeutel oder -dosen verpacken.

Leckeres zum Garnieren

In den Kühlregalen gut sortierter Supermärkte gibt es fertige Samensprossen der unterschiedlichen Arten. Doch häufig braucht man nicht die vorgefertigte Menge, sodass diese empfindlichen Pflänzchen verderben. Was schade ist und unnötig Geld kostet. Die Sprossen selbst zu ziehen, kostet nicht allzu viel Mühe. Sie brauchen nichts anderes als saubere Gläser, etwas Gaze und den Samen.

Sehr gut geeignet sind zum Beispiel grüne und braune Linsen, Mungbohnen, Adzukibohnen, Rettichsamen und Alfalfasamen.

Einen Esslöffel Samen in ein Glas geben und mit Gaze verschließen – die Gaze über die Öffnung spannen und mit Gummiband fixieren. Statt Gaze können Sie auch ein Stück einer kaputten Strumpfhose nehmen. Etwas Wasser (durch die Gaze hindurch) in das Glas laufen lassen und das Glas schütteln, bis alle Samen benetzt sind. Über Nacht stehen lassen. Die Gaze immer auf dem Glas belassen! Am nächsten Morgen das Wasser entfernen, die Samen durchspülen und abtropfen lassen. So verfahren Sie mehre Tage (Vorsicht, nicht zu viel Wasser), bis sich die gesunden Sprossen zeigen. Essen Sie die Keimlinge, wenn sie zwischen 2 und 5 mm lang sind.

Mit dieser höchst nährstoffreichen Eigenproduktion können Sie so gut wie jede Suppe aufpeppen. Daneben setzt Ihnen beim Garnieren niemand eine Grenze, wenn es sich um so gesunde Sachen handelt wie feine Zwiebelringe, Wurzelgemüse, Käsewürfelchen, Mandelblättchen, Cashewkerne, in hauchfeine Scheiben geschnittene Pilze und natürlich nicht zu vergessen: frische Kräuter, so viel Sie mögen.

Anhang

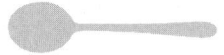

Nützliche Adressen

**Deutsche Gesellschaft
für Ernährung e.V. (DGE)**
Godesberger Allee 18
D-53175 Bonn
www.dge.de

**aid infodienst
Verbraucherschutz, Ernährung,
Landwirtschaft e.V.**
Friedrich-Ebert-Straße 3
D-53177 Bonn
www.aid.de

**Bundesforschungsanstalt
für Ernährung und Lebensmittel
(BfEL)**
Haid-und-Neu-Straße 9
D-76131 Karlsruhe
www.bfel.de

Institut für Ernährungsinformation
Tripsenweg 17
D-72250 Freudenstadt
www.vitanet.de

**Österreichische Gesellschaft
für Ernährung (OEGE)**
Zaunergasse 1–3 (Palais Fanto)
A-1030 Wien
www.oege.at

Institut für Ernährungswissenschaft
Althanstraße 14, A-1090 Wien

**Schweizerische Gesellschaft für
Ernährung (SGE)**
Effingerstraße 2, Postfach 8333
CH-3001 Bern
www.sge-ssn.ch

Sachregister

Rezeptregister